DU TRAITEMENT

DES

COLIQUES HÉPATIQUES

PRÉCÉDÉ DE REMARQUES

SUR

LES CAUSES, LES SYMPTOMES ET LA NATURE

DE CETTE AFFECTION

PAR LE

Dr H. SÉNAC

Médecin à Vichy

ANCIEN INTERNE DES HOPITAUX ET HOSPICES CIVILS DE PARIS,

ETC., ETC.

PARIS

J.-B. BAILLIÈRE ET FILS

LIBRAIRES DE L'ACADÉMIE IMPÉRIALE DE MÉDECINE

rue Hautefeuille, 19, près le boulevard Saint-Germain

1870.

DU TRAITEMENT

DES

COLIQUES HÉPATIQUES.

DU TRAITEMENT

DES

COLIQUES HÉPATIQUES

PRÉCÉDÉ DE REMARQUES

SUR

LES CAUSES, LES SYMPTOMES ET LA NATURE

DE CETTE AFFECTION

PAR LE

Dr H. SÉNAC

Médecin à Vichy

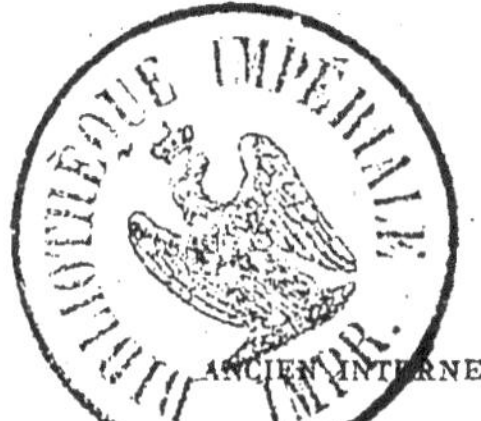

ANCIEN INTERNE DES HOPITAUX ET HOSPICES CIVILS DE PARIS,

ETC., ETC.

PARIS

J.-B. BAILLIÈRE ET FILS

LIBRAIRES DE L'ACADÉMIE IMPÉRIALE DE MÉDECINE

rue Hautefeuille, 19, près le boulevard Saint-Germain

1870.

Tous droits réservés.

Monsieur,

L'amitié et la confiance que vous m'avez témoignées, dès mes débuts dans l'exercice de notre art, suffiraient presque pour m'autoriser à inscrire votre nom en tête de ce mémoire.

Mais, à un autre titre encore, cet hommage vous est dû, car vos travaux sur les maladies des voies biliaires sont certainement les plus complets qui existent sur la matière.

C'est là, Monsieur, ce qui m'enhardit à réclamer votre appui, pour mes premiers pas dans une voie que vous avez parcourue avec tant de succès.

H. SÉNAC.

INTRODUCTION.

Le travail que nous offrons au public médical est basé sur les résultats d'une pratique de onze années, à Vichy, station thermale où affluent, de toutes parts, les malades atteints de coliques hépatiques.

Essayer d'éclairer quelques points encore douteux, en négligeant ce qui n'entraînerait qu'à des redites inutiles, exposer simplement les idées qui se font formées à la longue et au lit des malades, apporter à l'œuvre commune le contingent de son expérience, tel doit être le but du praticien lorsqu'il prend la plume; tel a été le nôtre.

Sans franchir les limites ainsi posées, et tout en profitant des observations et des recherches d'autrui, nous resterons, autant que possible, dans le domaine de la pratique médicale.

Peut-être nous exposons-nous à quelques critiques, en préférant les enseignements de la clinique à ceux de l'expérimentation physiologique, dans un temps où les livres dogmatiques, plus qu'à moitié allemands, prouvent si hautement en faveur de l'érudition de leurs auteurs. Cependant, nous osons espérer un peu d'indulgence pour un travail où, à défaut de talent, nous avons apporté le plus grand soin à exposer, aussi clairement que possible, ce qui est devenu, pour nous, une conviction très-arrêtée.

Avant d'aborder le sujet de cette étude, il est utile de faire connaître quels principes de pathologie générale ont servi de guides à nos recherches. Sans cette précaution, nécessaire à une époque où la doctrine médicale n'existe plus, nous risquerions de n'être point compris de tous. Quelques pages destinées à ces généralités nous paraissent indispensables pour élucider, dans l'étude des coliques hépatiques, tout un côté de la question trop négligé jusqu'à présent : nous voulons parler des relations intimes qui existent entre cette affection, divers autres états pathologiques et la santé générale des malades.

La lacune que nous signalons était inévitable sous l'influence d'une école qui faisait de la lésion la base de toute nosologie. En se plaçant à ce point de vue, il était impossible d'admettre la connexion de manifestations dissemblables par leur nature apparente et par leur siége anatomique ; chacune de ces manifestations devenait une entité pathologique distincte. Existaient-elles simultanément ou successivement, on ne pouvait y voir d'autre chose qu'une simple coïncidence? Aller au-delà c'était, disait-on, s'exposer à se perdre dans des hypothèses surannées et injustifiables.

Une autre raison a eu aussi une grande part dans la manière dont on a envisagé, si longtemps, les maladies chroniques : c'est la facilité mensongère que l'on y trouve, pour établir le diagnostic et pour instituer le traitement. Dans l'exercice journalier de notre art, nous n'avons, en général, que trop de propension à simplifier notre tâche. — Les plus hautes positions médicales ne se mettent point à l'abri de cette tendance, et combien de médecins se laissent aller à un examen superficiel et à une prescription banale, sans même avoir pour excuse (si tant est qu'il y ait excuse possible), les heures trop courtes pour le labeur de la journée.

Plus on avance dans l'étude des maladies chroniques, et plus l'on est frappé de la rareté des cas où ces états morbides peuvent être considérés comme accidentels. En dehors des affections aiguës (1), les causes exté-

(1) Même dans ce cas, l'état général de la santé et la diathèse jouent un rôle bien souvent méconnu et dont l'étude présenterait un très-grand intérêt. Beaucoup de maladies aiguës sont des manifestions d'un état diathésique. Méconnaître cette vérité, c'est s'exposer, souvent, à interpréter faussement ces prétendues entités morbides.

rieures semblent n'agir que pour développer le germe préexistant chez l'individu. Chez les uns, l'équilibre de la santé vient-il à être ébranlé, il l'est toujours de la même manière. Chez les autres, la forme et le siége de la manifestation varient, mais dans des limites qu'il est souvent possible de prévoir. — Toutes ces affections offrent des caractères qui permettent de les reconnaître, et de les réunir par un lien d'origine commune, le mode de santé, propre à l'individu, leur imprimant un cachet auquel on ne peut se tromper. Cette disposition morbide primitive prend, dès lors, la première place et acquiert, aux yeux du praticien, une importance extrême.

Les observateurs ont, de tout temps, parfaitement saisi les rapports existant entre certaines affections différentes par leur forme ; à toutes les époques aussi, on a compris la nécessité de former des groupes de maladies dépendant d'une cause première. — Démembrés et supprimés par la classification anatomique, ces groupes tendent à se reformer, et l'on est forcé de revenir à des idées pour lesquelles on n'avait jamais assez de railleries, il y a vingt ans à peine. Ainsi se reconstitue, morceau par morceau, le faisceau des maladies goutteuses, sous le nom de diathèse arthritique.

Arrêtons-nous à ce mot de diathèse arthritique dont

on a tant usé, et même abusé, dans ces derniers temps. Cette expression a quelque chose de vague et de peu précis, qui nous l'eût fait rejeter, si son usage eût été moins général. Il nous paraît donc utile de fixer, d'abord, le sens exact que nous lui donnons ; c'est le moyen d'éviter tout malentendu.

Que doit-on entendre par diathèse arthritique? et d'abord, qu'est-ce qu'une diathèse ?

La réponse à cette question est plus difficile qu'on ne le pense, et le nombre des définitions qu'on a données de la diathèse, suffit seul à prouver que son sens est mal fixé. Contentons-nous de préciser rigoureusement quelle idée ce mot représente pour nous.

Sous l'influence de certaines conditions innées ou acquises, il se produit, dans l'organisation humaine, une modification particulière. Le travail de renouvellement continuel qui constitue la vie ne s'accomplit plus suivant un type normal, et cette déviation se traduit par des modifications portant, à la fois, sur les organes et sur les fonctions. L'organisme entier est envahi, aussi bien dans son innervation que dans sa nutrition, et l'individu vit d'une manière particulière.

Si cette modification ne dépasse pas certaines limites, elle est trop peu marquée pour ne pas nous échapper ; la vie continue à s'accomplir dans des conditions qui se rapprochent du type idéal de la santé parfaite, et des différences presque inappréciables ne suffisent pas pour justifier le nom de maladie.

A un degré plus avancé, il n'en est plus de même : les aberrations de la nutrition, et plus tard de la structure des organes, tombent dans le domaine des sens ; les fonctions de la vie ne s'accomplissent plus régulièrement et l'équilibre qui constitue l'état de santé est rompu. Alors apparaissent des phénomènes morbides plus ou moins prolongés, plus ou moins violents, et qui constituent autant de manifestations extérieures d'une modification intime qui ne se révèle que par ses effets. Ces phénomènes morbides ont pour siége les organes les plus dissemblables, et il n'en pouvait être autrement, puisque leur cause première porte sur l'organisme entier. C'est à cette cause première, à ce mode de déviation primitive des fonctions de la vie que nous donnons le nom de *diathèse*.

Un exemple rendra notre pensée plus claire (1) ;

X contracte la syphilis ; les chancres guéris, il est dans un état de santé parfaite en apparence. Cepen-

____

(1) En choisissant pour exemple la syphilis, nous ne nous dissimulons pas que cette maladie n'est pas une diathèse proprement dite, et que l'infection générale dont elle tire son origine lui donne un caractère particulier. Cependant elle se comporte à peu près à la manière des diathèses innées.

dant, trois mois après, il est couvert d'une syphilide. S'il succombait alors, nous ne retrouverions pas de traces de lésions internes.

Supposons-le débarrassé des accidents secondaires, il pourra se faire que pendant vingt ans et plus, il vive de la vie de tout le monde, puis, qu'il voie se développer des accidents formidables et très-différents par leur siége et leur forme anatomique; aujourd'hui, personne ne douterait qu'ils ne fussent dus à une même cause, la syphilis. Or, depuis le moment où X a été infecté, il a vécu syphilitique, et soumis à une cause latente d'accidents possibles. Et cela et si vrai qu'il eût suffi, peut-être, d'un traitement par les sulfureux pour que la diathèse se manifestât.

On peut conclure de ce qui se passe dans la syphilis à ce qui existe dans l'arthritis et les autres diathèses, et cela sans forcer en rien les analogies.

Dans l'exemple que nous avons choisi, la diathèse s'est établie, chez le sujet observé, dès le moment où il a été infecté. A partir de cet instant, il n'a plus vécu comme tout le monde. Il y a eu chez lui une modification de la santé, inappréciable à nos sens et ne se manifestant par aucuns accidents, mais qui pour être latente, n'en est pas moins réelle.

Tel est, pour nous, le sens du mot *diathèse :* ce sens diffère de celui que lui attribue Chomel, qui voyait dans la diathèse une prédisposition à des affections identiques dans leur nature, même sous des apparences diverses. Pour Baumès, au contraire, la diathèse est plus qu'une prédisposition; c'est déjà un état morbide. Est-ce dire que ce soit une maladie? Cela est admissible, mais à la condition qu'on donnera au mot *maladie* son acception la plus générale, et non celle qu'on lui attribue ordinairement. Ce ne serait, alors, qu'une déviation du type idéal qui constitue la santé parfaite. En adoptant le sens restreint qu'on attache habituellement au mot maladie, il ne répond plus exactement à l'idée qu'on doit se faire d'une diathèse, et M. Bazin nous semble avoir été trop loin en faisant de l'arthritis, de la scrofule et de la dartre, des maladies constitutionnelles.

Après avoir établi l'idée que nous nous faisons du mot *diathèse*, il est indispensable de déterminer, également, ce que nous entendons par *arthritis.*

Sous l'influence de certaines conditions hygiéniques et climatériques, il se produit, chez un grand nombre d'individus, un état diathésique donnant lieu à des affections portant sur des organes très-différents. Il n'est peut-être aucune partie du corps humain qui soit complétement à l'abri de ces manifestations, mais quelques-unes paraissent être, plus particulièrement, choisies pour devenir le siége des accidents.

Le caractère principal des affections symptomatiques de la diathèse dont il s'agit consiste en un mouvement fluxionnaire et congestif. Très-évident lorsque le siége de l'affection est accessible à nos sens, la polyaimie, due à un afflux exagéré ou à une stase du sang, échappe, en partie au moins, à l'observation lorsqu'elle porte sur des organes internes. Mais là encore, elle est appréciable, soit directement par les moyens d'investigation que nous possédons, soit indirectement et à l'aide de désordres fonctionnels déterminés.

Nous venons de dire que la congestion était le phénomène physique dominant de l'arthritis : dans l'immense majorité des cas, le processus morbide ne va pas au-delà. Il est rare que l'inflammation se développe dans les parties ainsi congestionnées. Les symptômes propres de cet état, chaleur, douleur et gonflement, appartiennent tout aussi bien à la congestion active ; mais les altérations de tissu et les sécrétions anormales d'origine inflammatoire manquent le plus souvent.

Le caractère congestif des manifestations de l'arthritis se retrouve, encore, dans le choix des organes envahis. Les parties affectées de préférence sont celles dont la circulation est active, et dont le lacis vasculaire est le plus développé. Aussi, voyons-nous les articulations, la peau, les viscères abdominaux et thoraciques atteints de préférence. Citons encore le système veineux abdominal et les plexus hémorrhoïdaires qui forment un trait d'union entre la circulation veineuse générale et le système de la veine porte.

De cette disposition congestive on peut inférer, presque à coup sûr, que la diathèse porte, primitivement, sur le système circulatoire. A côté de ce premier caractère on doit en placer un autre, dont l'importance est d'autant plus grande, qu'il est, à lui seul, une preuve très-forte de l'existence d'une cause première, latente, des accidents. C'est la mobilité des localisations pathologiques, et l'extrême facilité avec laquelle elles se remplacent. Ce fait est démontré pour quiconque se donne la peine d'étudier la santé entière de l'individu qui le consulte, et ne se contente pas de connaître de la maladie qu'il a à traiter.

Nous accordons une importance diagnostique très-grande à ces transformations morbides. Elles se font, en général, d'une manière à peu près régulière, et la gravité croissante des manifestations peut servir à suivre la marche de la diathèse. Cette mobilité dans la forme des localisations est, surtout, remarquable, chez l'individu, à la période moyenne de l'évolution diathésique. Elle cesse de se produire lorsque celle-ci est arrivée à ses périodes ultimes et lorsqu'elle amène, par ses progrès, des lésions de nutrition irréparables et incompatibles avec la vie.

Avant la période moyenne dont nous parlions à l'instant, les transformations morbides sont encore peu évidentes, car les accidents n'ont pas assez d'importance pour attirer l'attention du malade, ou du médecin qui n'y voit qu'une série de phénomènes plutôt physiologiques que pathologiques. — Tels sont l'urticaire, d'autres éruptions cutanées passagères, les epistaxis, les migraines, les angines répétées, quelques gonflements hémorrhoïdaires, avec ou sans écoulement sanguin, des coryzas revenant périodiquement, etc., etc. A ces accidents si peu marqués succèdent des localisations plus sérieuses. Alors se produisent les fluxions articulaires sous forme de rhumatisme ou de goutte aiguë, des affections cutanées plus profondes et plus graves, le zona, l'eczéma, l'acne rosea, le psoriasis, des névralgies rebelles, des manifestations viscérales, telles que les affections calculeuses, les pleurésies, les endocardites rhumatismales, etc.

Dans cette période de la maladie, surtout, les transformations morbides sont évidentes, et on démêle sans peine l'enchaînement des manifestations successives.

Dans une phase plus avancée, la disparition des accidents, dans l'intervalle des manifestations, n'est plus aussi complète; celles-ci tendent à se fixer et à passer à l'état chronique. Les organes qui ont été le siége de fluxions répétées sont altérés dans leur nutrition, et leur état physique s'est modifié; les articulations se déforment, les viscères secrètent d'une manière anormale, les organes respiratoires et le cœur sont le siége de troubles plus ou moins persistants. A cette période appartiennent les infirmités par déformations articulaires, les affections catarrhales des bronches, l'asthme (1), les incrustations artérielles, l'angine de poitrine, les apoplexies, les lithiases biliaires et urinaires rebelles, etc. Toutes ces affections ont un caractère de fixité qui empêche, fréquemment, de reconnaître la diathèse qui les a produites, et elles absorbent l'attention tout entière du praticien appelé à les combattre. Dans le tableau que nous venons de tracer, nous avons supposé la marche régulière des accidents : la terminaison fatale peut arriver d'une manière différente. Le sujet pourra

---

(1) L'asthme appartient réellement à toutes les périodes de la diathèse. C'est une des manifestations arthritiques dont la transmission héréditaire est la plus constante.

être emporté par les accidents de la deuxième période, lorsqu'ils portent sur des organes importants, le cœur, le poumon ou le cerveau. Mais il est une autre mode de terminaison, c'est l'aberration de la nutrition poussée jusqu'aux dégénérescences de tissus dont les plus fréquentes sont le cancer et la phthisie. Cette assertion mérite de nous arrêter un instant.

Les affections diathésiques sont, avant tout, des maladies héréditaires et qui tendent à s'aggraver en se transmettant de générations en générations; si elles ne sont point enrayées par des croisements. Elles suivent, dans les familles, la même marche que chez l'individu, et tendent à l'extinction des races, comme à la disparition du sujet infecté.

Chez celui-ci, la diathèse déterminant fréquemment une modification profonde dans la nutrition, produit ces anomalies de composition des tissus qui constituent ce qu'on appelait, autrefois, des produits hétéromorphes. Si l'on étudie la diathèse, dans la famille, on y retrouve une marche identique. Arrivée à une période donnée, elle peut ne plus se révéler que par les accidents les plus légers, et passer ensuite, sans transition, aux formes les plus graves. C'est ainsi que procède l'arthritis dont nous avons, ici, à nous occuper plus particulièrement. Il est fréquent, par exemple, de rencontrer des individus appartenant à des familles dont les membres sont goutteux, et qui n'offrent que les accidents les moins graves, en apparence, de la diathèse, des hémorrhoïdes, par exemple, ou des migraines périodiques. Il arrive un moment où ces accidents eux-mêmes semblent disparaître, mais bientôt on voit se développer du cancer.

Dans une autre forme, des individus entachés de goutte et qui n'ont jamais offert de symptômes de tuberculisation, voient tous leurs enfants succomber jeunes à la phthisie pulmonaire. Les deux espèces de dégénérescence que nous venons de citer, le cancer et le tubercule, s'excluent à peu près complétement chez l'individu. Elles se remplacent et coïncident d'une manière très-fréquente dans les mêmes familles (1). Ces faits sur lesquels on n'a point assez insisté ont, à nos yeux, une importance très-grande. Ils viennent corroborer l'idée de l'existence d'une cause morbide primitive et commune.

Si l'on ne comprenait pas de cette manière la fréquence de la phthisie et du cancer dans la diathèse arthritique, il faudrait admettre que ces deux formes

______

(1) Nous ne craignons pas d'affirmer que dans les classes élevées de la société, en dehors de la scrofule, il y a presque autant de phthisiques nés de parents morts goutteux et cancéreux, que de parents phthisiques.

morbides sont des accidents congestifs chroniques, au même titre que les autres localisations fluxionnaires. Cette hypothèse peut être vraie dans un certain nombre de cas, pour la phthisie pulmonaire, et même pour certains cancers, surtout pour les cancers utérins. Cependant, nous croyons que le plus ordinairement les affections cancéreuses et tuberculeuses doivent être considérées uniquement comme produites par une désorganisation complète du mécanisme de la nutrition.

N'oublions pas, en outre, que ce sont là les localisations ultimes de toutes les diathèses.

Nous venons de tracer, très-sommairement et à grands traits, le tableau de l'arthritis, tel que nous le comprenons. On voit que ce mot a pour nous une signification un peu différente de celle que lui impose l'étymologie, et qui lui est généralement donnée. Pour la plupart des auteurs contemporains, en effet, l'arthritis n'est que la diathèse goutteuse et rhumatismale, l'affection articulaire est la forme normale et caractéristique. Nous accordons une valeur plus grande au trouble circulatoire et aux phénomènes congestifs. Cependant, il faut le reconnaître, les accidents fluxionnaires qui portent sur les articulations occupent une place importante dans la série des manifestations de la diathèse; d'une fréquence très-grande, leur siége les rend très-accessibles à l'observation directe. Ces raisons nous ont déterminé à adopter le nom d'arthritis plutôt que celui de diathèse congestive qui eût été plus exact, mais qui manque de la sanction de l'usage.

Les vues théoriques, que nous venons d'exposer brièvement, étaient nécessaires pour faire comprendre le point de vue où nous nous plaçons. Si quelques-uns de nos lecteurs n'y voient que des données purement hypothétiques, qu'ils ne les rejettent pas cependant sans examen. Nous les avons puisées dans l'enseignement si élevé de notre maître et ami, le docteur Cazalis, dans les ouvrages si justement estimés de **MM.** Bazin et Pidoux, mais ce n'est point *à priori* que ces vues théoriques se sont transformées en convictions : nous sommes arrivé à ces convictions, de faits en faits et de déductions en déductions. N'y verrait-on, d'ailleurs, qu'une hypothèse plus ou moins discutable, ce ne serait point une raison pour rejeter, en même temps, les clartés que cette hypothèse jette sur des points de pathologie négligés et encore obscurs. A ceux qui, faisant de la médecine une science naturelle ou purement physique, la repousseraient comme problématique, nous rappellerons les services immenses rendus, à l'étude de la chaleur, par une hypothèse longtemps admise et dont la valeur est devenue aujourd'hui fort contestable.

L'étude de l'arthritis est encore peu avancée, et demanderait à être faite d'ensemble. L'ambition d'une semblable tâche ne saurait nous appartenir, et nous nous bornerons à apporter à cette œuvre difficile notre modeste contingent de recherches et d'observations : nous y mettrons d'autant plus de zèle et de soins que nous croyons très-utile de fixer l'attention sur des faits beaucoup plus communs qu'on ne le pense.

Appelons de tous nos vœux les travaux d'hommes plus autorisés et qui viennent corroborer les nôtres ou les contredire, si nous avons vu mal, ou mal apprécié. Et puissions-nous avoir été assez heureux pour contribuer, dans la mesure de nos forces, à faire avancer l'art de guérir vers le but de nos efforts : la vérité.

CHAPITRE I.

Des Symptômes.

Il serait fort inutile de recommencer une fois de plus le tableau, si souvent reproduit déjà, d'un accès de coliques hépatiques. Personne n'en a donné une idée aussi vraie que Pujol (1), dont la symptomalogie est plus conforme à ce qui existe habituellement, que toutes les descriptions classiques faites depuis, et d'après lui.

Ces descriptions ont, d'ailleurs, le défaut de se rapporter, exclusivement, à la colique typique dont les symptômes, au complet, atteignent un degré d'intensité exceptionnelle, dans la pratique. Cette circonstance est une cause d'erreur lorsque l'accès est modifié par l'absence d'un ou de plusieurs des signes considérés, à tort, comme caractéristiques.

Contentons-nous donc, conformément à notre programme, d'exposer, aussi simplement que possible, les remarques faites au lit du malade, en insistant,

____

(1) Pujol. OEuvres diverses de médecine pratique, an II, t. IV, p. 582.

particulièrement, sur les modifications les plus communes des symptômes classiques.

Mais là ne doit pas se borner notre tâche; en effet, il paraît indispensable de ne pas considérer seulement la sémiologie de l'accès lui-même. On doit tenir compte des signes appartenant à la lithiase biliaire et à l'état pathologique général dont la colique hépatique n'est qu'un accident. On aura ainsi un groupe accessoire de symptômes fort utiles pour le diagnostic, dans les cas douteux.

L'étude des symptômes peut être divisée en trois paragraphes se rapportant à l'état des malades : avant l'invasion des coliques hépatiques, pendant les crises hépatiques, et dans l'intervalle qui les sépare.

§ I.

De l'état du malade avant l'invasion des crises hépatiques. Période prodromique.

Lorsqu'on interroge les malades sur leur santé, antérieurement à l'explosion des coliques hépatiques, on reconnaît deux ordres de phénomènes pathologiques : les uns se rapportent à un état diathésique évident dans l'immense majorité des cas; les autres symptômes appartiennent, spécialement, à la manifestation hépatique dont ils constituent les prodromes, plus au moins immédiats.

Etat diathésique. Nous n'avons pas à détailler les

signes auxquels on reconnaît l'existence des diathèses.
Ce qu'il faut signaler, ici, d'une manière toute particulière, c'est un fait qui paraît dominer l'histoire des
coliques hépatiques : les-individus que cette maladie
frappe ne sont point pris en pleine santé ; chez eux la
maladie hépatique succède ou s'ajoute à des états pathologiques existant ou ayant existé antérieurement. Ces
états pathologiques, appartenant au groupe des maladies arthritiques, sont ordinairement :

Les migraines ;

La lithiase urique, sous toutes ses formes ;

Les coryzas diathésiques ;

Les hémorrhoïdes avec ou sans hémorrhagies ;

Les arthrites aiguës ou chroniques, de nature rhumatismale ou goutteuse ;

Les arthritides, et en particulier l'urticaire, l'eczéma,
l'acne rosea arthritique, etc., etc.

En interrogeant les malades avec soin, sur les particularités de leur santé depuis leur enfance, on s'aperçoit promptement que la fréquence très-grande des
accidents morbides ci-dessus énumérés est incompatible
avec une simple coïncidence. Ces affections se succèdent, se remplacent ou se combinent d'une manière
différente, mais elles ne varient guère. Quelques-unes
persistent après le début des coliques hépatiques ; d'autres disparaissent dès que la lithiase biliaire a commencé à se manifester par des prodromes. Ainsi se comportent les migraines périodiques, par exemple, qui disparaissent complétement ou qui diminuent tout au
moins de force et d'intensité, d'une manière très-re-

marquable. Un chapitre spécial sera consacré aux rapports existant entre les diverses manifestations de l'arthritis et la lithiase biliaire. Nous nous contenterons donc d'étudier ici les prodromes proprement dits.

Prodromes. L'existence fréquente des accidents prodromiques n'est pas douteuse, et ce fait est d'autant plus utile à connaître que les prodromes sont souvent méconnus, au grand détriment des malades auxquels on éviterait, par un traitement préventif convenable, des souffrances prolongées et des douleurs intolérables.

Les auteurs ont peu étudié cette question : M. Fauconneau-Dufresne, dans son excellent ouvrage, s'exprime ainsi : « Les sujets chez lesquels existe une dis-
» position lithiasique du foie et dont la bile charrie des
» granulations ou des grumeaux plus ou moins consis-
» tants, sont tourmentés de douleurs hépatiques va-
» gues, souvent très-pénibles. Mais, lorsque les con-
» crétions sont plus volumineuses, il n'en est plus de
» même ; leur séjour et surtout leur passage dans les
» différents conduits déterminent des douleurs, quel-
» quefois atroces, et qui ont reçu le nom de coliques
» hépatiques. Les souffrances produites par cette cause
» sont plus communes qu'on ne le croit généralement.
» On peut y rapporter beaucoup de douleurs appelées
» *crampes d'estomac,* ou regardées comme spasmo-
» diques, névralgiques ou rhumatismales (1). »

______

(1) Fauconneau-Dufresne. Traité de l'affection calculeuse du foie, p. 195.

. M. le Dr Willemin a indiqué : « Une période pro-
» dromique variable qui est constituée par de la dys-
» pepsie, des maux d'estomac plus ou moins répétés,
» des douleurs vagues dans la région du foie auxquel-
» les s'associe parfois un ictère passager (1). » M. le
Dr Durand-Fardel ne signale pas l'existence des prodromes dans un article récemment paru (2).

Trois circonstances principales se rencontrent, dans
l'état de santé des malades, au moment de l'explosion
des coliques hépatiques.

Le plus grand nombre présente des troubles divers,
et particulièrement des troubles gastriques depuis un
laps de temps variable, mais en général assez long.

D'autres éprouvent d'abord, du côté du foie, des accidents qui vont en augmentant, jusqu'au moment où
ils cessent d'être méconnaissables.

Chez quelques individus, enfin, le début a lieu brusquement, et surprend le malade en pleine santé apparente.

Examinons successivement ces trois ordres de faits :

A. *Prodromes gastriques.*

La nature des troubles gastriques, précurseurs des
coliques hépatiques, est assez difficile à constater à
Vichy, car ces accidents sont ordinairement modifiés,
lorsque les malades y arrivent. On est donc obligé de

---

(1) Willemin, *loc. cit.*, p. 52.
(2) Durand-Fardel. Traité des maladies chroniques, t. II, p. 264.

se contenter, le plus souvent, d'un récit rétrospectif. Cependant il vient à Vichy, tous les ans, un assez grand nombre de malades qui présentent les prodromes gastriques et qui y sont envoyés pour de la « *gastralgie* » ou des « *crampes d'estomac.* »

Voici comment les choses se passent habituellement : les digestions régulières, jusque-là, deviennent pénibles et lentes ; au début, il existe de la pesanteur d'estomac après les repas, et surtout après le repas du soir, qui est le plus copieux. Ce léger malaise dure pendant deux ou trois heures, puis tout rentre dans l'ordre. Plus tard, à cette sensation d'embarras, se joignent des douleurs épigastriques, de plus en plus vives, revenant après les repas et au moment où la digestion est déjà assez avancée. Les douleurs affectent souvent un caractère spasmodique qui se traduit en langage vulgaire, par le terme de *crampes d'estomac* ; ce nom reparaît, à chaque instant, dans les interrogatoires des malades, ainsi que **M.** Fauconneau-Dufresne l'avait parfaitement remarqué : les douleurs atteignent parfois un très-haut degré de violence ; certains aliments, et les aliments excitants en particulier, les provoquent presque à coup sûr. Rarement ces douleurs s'accompagnent de vomissements ; elles peuvent disparaître pendant une certaine période de temps, pour revenir ensuite avec une nouvelle violence, et cela pendant bien des années. Puis, à l'occasion d'une cause excitante, d'une course en voiture, par exemple, ou d'un repas en ville, ou même, sans que rien puisse l'expliquer, il survient une crise plus violente que les autres. Cette fois, on reconnaît les caractères d'une véritable colique hépatique, qui se renouvellera plus ou moins vite, en augmentant en général de violence.

Parfois, au contraire, les accès, tout en croissant en intensité, continuent à présenter la forme des *crampes d'estomac* et à justifier, même pour le médecin expérimenté, le diagnostic de gastralgie; le foie ne participant pas, en apparence, à l'acte pathologique. Il se produit alors de deux choses l'une : les urines prennent, à la suite des accès, une teinte plus ou moins foncée, qui va quelquefois jusqu'à la coloration ictérique ; ce caractère qui se rencontre dans la majorité des cas, suffit pour éclairer le diagnostic. Chez d'autres malades, les urines restent franchement gastralgiques, et le diagnostic est alors très-incertain, bien que quelquefois il soit encore possible.

Nous reviendrons sur ce sujet à l'occasion de la colique hépatique elle-même.

Les douleurs hépatiques vagues indiquées par M. Fauconneau-Dufresne, et après lui, par M. Willemin, nous sont très-rarement signalées par les malades atteints de cette forme prodromique. On remarque, souvent, une légère teinte ictérique de la conjonctive et des côtés du nez, surtout s'il y a eu des vomissements. — Chez quelques individus, il nous a été donné de constater la tuméfaction du foie, bien que les prodromes fussent exclusivement gastriques. Le bord inférieur de cette glande dépasse alors rarement le rebord des fausses côtes, de plus de un à deux travers de doigts ; la pression y détermine une légère douleur. La constipation est assez ordinaire.

Sur cent de nos observations, prises parmi les plus détaillées, et compulsées dans le but de rechercher la fréquence des diverses formes prodromales, nous trouvons 65 cas où les malades ne nous ont accusé que des accidents gastriques, avant l'invasion des coliques hépatiques.

Voici le résultat du dépouillement de ces observations, au point de vue des prodromes :

Crampes d'estomac.. 26 (1) } ensemble..		46
Gastralgies........ 20 }		
Dyspepsies..........................		19
Douleurs dans la région épigastique et le dos.		5
Douleurs à l'estomac et au foie..........		5
Douleurs hépatiques......................		7
Début brusque de l'affection par une colique hépatique..............................		15
Faits où l'existence ou l'absence des prodromes n'est pas signalée.................		7
		100

Ainsi, des troubles gastriques variables sont les prodromes les plus ordinaires. Rarement, alors, le foie paraît être en cause, et il peut en être très-longtemps ainsi.

(1) Nous avons toujours eu soin de conserver les termes employés par les malades, lorsque nous n'avons pu nous assurer de la nature des accidents.

Parmi les malades ci-dessus énumérés, il y en a qui avaient été traités, pendant longues années, pour de la gastralgie; la maladie conservant souvent cette forme, même lorsqu'il n'y a plus de doute sur l'existence de l'affection hépatique.

M. Beau a eu surtout en vue ces cas où l'élément gastrique tient la première place, et où le foie ne semble être affecté que consécutivement. Cet auteur, par une affirmation trop absolue, a nié l'élément calculeux dont il aurait, avec plus de raison et de succès, pu mettre en doute l'existence constante.

Dans la forme prodromale des coliques hépatiques dont il vient d'être question, les phénomènes gastriques n'ont pas les caractères de la dyspepsie arthritique proprement dite. La flatulence s'y rencontre à un moindre degré, les vomissements sont un peu moins rares; enfin, la teinte sub-ictérique, lorsqu'elle existe et surtout l'intensité des douleurs et leur forme spasmodique, séparent ces deux espèces de troubles stomacaux. Cependant, on voit, parfois, la véritable dyspepsie arthritique précéder l'invasion des coliques; il peut se faire, alors, que l'affection gastrique disparaisse au moment de l'apparition des désordres hépatiques. Mais, même lorsqu'il n'en est point ainsi, l'invasion des coliques hépatiques se fait toujours brusquement, dans ce cas, et n'est plus annoncée par les prodromes dyspeptiques ordinaires.

Nous avons dit, il y a un instant, que chez certains malades, les prodromes pouvaient disparaître, pendant quelque temps, pour reparaître ensuite. Les troubles gastriques cessent assez souvent, d'une manière complète pendant de très-longues périodes, vingt années par exemple, puis se reproduisent de la même manière pour aboutir à des coliques hépatiques. Souvent aussi les symptômes gastriques ne se renouvellent pas, et après un état de santé plus ou moins long, il se produit, brusquement, une attaque hépatique.

Dans une autre forme prodromale, il survient de temps à autre des accidents d'indigestion, sans cause appréciable; puis, un jour, la prétendue indigestion revêt la forme d'une véritable crise de coliques hépatiques.

Tels sont les prodromes gastriques les plus ordinaires. Nous ajouterons que ces prodromes sont très-variables : il n'est peut-être pas deux malades chez lesquels ils soient identiques. Toutefois, on doit considérer comme typiques les formes que nous venons de décrire.

Voici les observations de deux malades que nous citons comme offrant des exemples de prodromes, tels qu'ils se montrent le plus ordinairement.

Obs. I. (Extrait). Madame X m'est envoyée le 22 mai 1864, par M. le Dr Contour. Agée de 42 ans. — Femme de confiance dans une grande maison.

Hérédité : Père mort du choléra; mère morte aveugle, à 83 ans, ayant été rhumatisante. Une des sœurs de la malade a des rhumatismes; n'a pas entendu dire que ses autres sœurs et son frère eussent été malades.

Elle a eu pendant une partie de sa vie des douleurs de rhumatisme dans l'épaule droite, le bras droit, dans les reins; sous la plante des pieds; il n'y en a pas eu aux gros orteils; mais aux trois derniers orteils du pied gauche, la douleur a été plus persistante que partout ailleurs. Les douleurs augmentent lorsque le temps change et se met à l'humidité.

Il n'y a eu ni migraines, ni epistaxis, ni angines, ni hémorrhoïdes ; les selles s'accompagnent parfois d'un peu d'écoulement sanguin. Varicosités de la face.

Sable rouge, depuis très-longtemps, dans les urines, et en plus grande quantité, lorsqu'il y a eu du malaise la veille.

La malade a présenté, pendant longues années, du côté de l'estomac, des accidents qu'elle décrit ainsi : elle digérait très-lentement, et il existait une sensation de gonflement après les repas ; puis, il est survenu des crampes d'estomac, très-douloureuses, qui revenaient jusqu'à quatre ou cinq fois par semaine, après le repas et surtout après le déjeuner ; ces crampes se terminaient souvent par des vomissements. — Les urines excrétées *pendant* les crampes, étaient claires comme de l'eau de tilleul, mais *après* la crise, elles devenaient plus foncées que d'habitude. — A cette époque, il y avait souvent des vertiges (1) et de l'engourdissement du membre supérieur droit.

Depuis le mois de juin 1862, les douleurs d'estomac avaient disparu, lorsque, au mois de décembre 1863, il survint du gonflement de l'estomac et du malaise. Cette fois, les douleurs abdominales occupaient un point plus inférieur du ventre et se propageaient vers le dos; l'épaule droite était beaucoup plus douloureuse que de coutume. La malade resta dans un état de malaise très-sensible, jusqu'au mois d'avril dernier; à cette époque, première crise violente de coliques hépatiques. Cette crise dura deux jours pleins, avec vomissements de bile, etc.; l'ictère se reproduisit à la fin du premier jour, se caractérisa de plus en plus, et dura plus d'un septenaire.

(1) Cet accident est assez rare pendant la période prodomale des coliques hépatiques.

Madame X est forte et robuste. Il existe une tuméfaction douloureuse du foie qui déborde les fausses côtes de deux travers de doigts.

Nous ne donnerons pas la relation du traitement, qui ne fut marqué par aucun incident notable; la malade quitta Vichy le 12 juin, un peu fatiguée par le traitement.

Le 26 mai 1865, elle revint à Vichy; il ne s'était pas reproduit de coliques hépatiques, et depuis le mois de septembre dernier, sa santé toujours chancelante, est devenue meilleure, au point que tout le monde lui en a fait compliment.

Les troubles gastriques ont cessé; il est survenu des douleurs de forme névralgique dans les parois de la moitié droite du thorax : il y a un point très-douloureux à la pression, au niveau de l'omoplate droite. — L'urine contient toujours du sable urique en grande quantité. — Le 16 juin, il se produisit quelques phénomènes de saturation, et la malade quitta Vichy le 19, se plaignant d'un peu de malaise.

Nous n'avons plus eu de nouvelles de cette malade.

Obs. II. (Résumé). Mlle X, malade envoyée par M. le docteur Lécorché, me consulte le 19 mai 1864.

Cette malade, âgée de 48 ans, est frêle et paraît être très-nerveuse.

Hérédité : Mère morte d'un cancer. Père a eu de fréquents accès de goutte, et est mort vieux.

Comme santé antérieure, nous notons : des maux de tête fréquents, mais ne présentant pas le caractère de migraines; — des hémorrhoïdes n'ayant jamais flué, du sable rouge dans les urines revenant de temps à autre, surtout lorsqu'il y a eu de la fatigue; — une attaque fébrile de rhumatisme, ayant eu pour siége principal les membres du côté droit.

Depuis un an, la menstruation est devenue irrégulière, probablement à cause de la ménopause.

Il y a six mois, les digestions bonnes jusque-là, se sont accompagnées de douleurs, caractérisées par la malade de crampes d'estomac. — Ces douleurs se sont montrées d'abord exclusivement pendant la nuit : elles duraient une demi-heure environ ; puis les crises se sont rapprochées et prolongées ; en même temps, les douleurs ont un peu changé de nature et de siége, et se sont placées vers la région lombaire et entre les épaules. Jamais il n'y a eu de vomissements, mais seulement des nausées. — Depuis un temps indéterminé, ces crises sont devenues bien plus violentes, et se sont accompagnées d'ictère. — Les dernières ont eu lieu le 15 mai ; elles s'étaient répétées pendant une douzaine de jours de suite.

Le foie ne présente qu'une tuméfaction à peine appréciable; il n'est nullement douloureux.

Le traitement institué (Eau de la Grande-Grille et de l'Hôpital, en boisson, de 4 à 6 verres. — Bains quotidiens, etc.) se passa sans encombre jusqu'au 30 mai. Ce jour-là, il survint, à huit heures du soir, une crise très-violente qui cessa à minuit.

Le 3 juin et les jours précédents, il y a eu quelques douleurs vagues dans la région hépatique, au milieu de la journée.

Le 4 juin, la malade me présente deux calculs d'un jaune rougeâtre, de la grosseur d'un gros pois, et paraissant formés de petites masses agminées. Ces calculs, les premiers qu'on ait trouvés, ont été recueillis dans les selles.

Le 10 juin, nouvelle crise, de 6 à 8 heures, plus forte que celle du premier jour du mois.

Le 15, la malade part avec quelques douleurs dans la région du foie. Elle a engraissé, et a beaucoup meilleure mine qu'à son arrivée ; il reste, cependant, un peu de teinte sub-ictérique des sclérotiques.

Prodromes hépatiques.

Nous avons dit que les coliques hépatiques étaient quelquefois précédées de troubles du côté du foie. Ces prodromes sont beaucoup plus rares que ceux que nous venons de signaler, puisqu'ils ne se rencontrent que sept fois dans le tableau cité plus haut. Cependant ce chiffre nous paraît devoir s'augmenter des faits où des douleurs d'estomac s'accompagnent de sensations douloureuses du côté de la glande hépatique; il en était ainsi pour trois cas cités dans notre statistique; il est probable, en outre, que dans le nombre des individus considérés comme présentant seulement des prodromes gastriques, quelques-uns, au moins, avaient éprouvé des symptômes hépatiques auxquels ils attachaient trop peu d'importance pour les indiquer. N'oublions pas, non plus, que le seul fait de la présence de la bile dans l'urine, à la suite des accès gastralgiques prodromiques, implique déjà une lésion de l'appareil biliaire. Il en est de même de la légère teinte ictérique de la peau, dont il a été question dans le paragraphe précédent.

Les prodromes hépatiques consistent ordinairement en une douleur occupant l'hypochondre droit ou l'hypochondre et l'épigastre à la fois. Cette douleur plus ou moins sourde peut se reproduire par accès, dont la violence va en augmentant jusqu'à constituer une véritable colique hépatique. Dans d'autres cas, l'on voit celle-ci se produire chez des individus ayant présenté des congestions hépatiques fréquentes, avec ou sans ictère consécutif. Notons, en passant, que ces congestions, auxquelles se joint quelquefois un mouvement fébrile, s'accompagnent chez certains individus de migraines violentes, ou alternent avec celles-ci.

Il n'est pas rare non plus de trouver, au nombre des commémoratifs fournis par les malades, des ictères passagers s'étant produits une ou plusieurs fois, avec ou sans cause appréciable, et quelquefois à une époque déjà ancienne.

On doit également ranger, au nombre des prodromes hépatiques, des accidents fébriles, intermittents, sur lesquels M. le Dr Charcot avait attiré notre attention, et qui viennent d'être étudiés avec soin par M. le Dr Magnin, dans un travail fort intéressant (1). Les frissons, que M. Charcot rapporte à la présence de calculs dans les conduits hépatiques, ne seraient-ils pas dus au désordre circulatoire qui résulte de la congestion hépatique chronique? Il se passerait, dans cette hypothèse, quelque chose d'analogue à ce qui se rencontre dans l'empoisonnement paludéen, alors que la congestion chronique de la rate et du foie s'accompagne des accès caractéristiques de la fièvre intermittente. Cette hypothèse mérite d'être examinée; on y trouverait peut-être l'explication de l'efficacité évidente du sulfate de quinine contre certaines coliques hépatiques affectant le type intermittent. (Voir le chapitre du traitement).

Voici un fait où les prodromes paraissent avoir été exclusivement hépatiques.

Obs. III. (Extrait). Madame X m'est adressée le 6 juin 1868 par M. le docteur Axenfeld.

(1) Jules Magnin. De quelques accidents de la lithiase biliaire, etc Thèses de 1869, n° 194.

Hérédité : Grand'mère maternelle, très-goutteuse.

La mère goutteuse et graveleuse accompagne sa fille à Vichy.

Père goutteux. « Goutte dans les tendons » (*sic*).

Un frère atteint dans sa jeunesse d'affection des genoux (contractures), est venu deux fois à Vichy pour des coliques hépatiques dont il a guéri. Il n'a jamais eu de goutte.

Un autre frère est mort d'une apoplexie pulmonaire.

Madame X est âgée de 37 ans. Elle n'a jamais eu ni migraines, ni hémorrhoïdes. Elle a été souvent tourmentée de crampes dans les pieds. Pas de symptômes articulaires. Pas de gravelle; appétit satisfaisant, et digestions bonnes.

Depuis quelques années, Madame X est sujette à des douleurs dans le ventre, et surtout dans l'hypochondre droit; jaunisses répétées, mais peu intenses.

Il y a trois années, premières couches; depuis cette époque, douleurs persistantes dans les reins, se prolongeant quelquefois dans l'épaule droite.

Au mois de novembre dernier, violente douleur à la poitrine. Cette douleur occupait le tiers supérieur de la paroi thoracique antérieure; elle dura peu, et se déplaça pour se porter dans le dos et l'épaule droite, et provoqua des vomissements répétés; les accidents durèrent environ six jours, et ne se sont pas reproduits depuis.

Madame X est d'apparence assez délicate; embonpoint médiocre; légère teinte sub-ictérique. Tuméfaction assez marquée et douloureuse de la glande hépatique, qui est très-développée, surtout au niveau du lobe gauche.

Le traitement à Vichy ne fut marqué par aucun incident, et nous n'en connaissons pas les résultats définitifs.

Nous avons choisi cette observation à dessein, car elle s'écarte peu de ce qu'on observe ordinairement. Ne pourrait-on se demander, en raison du siége insolite des douleurs, et de l'immunité dont a joui l'estomac,

si nous n'avons pas eu affaire à des calculs contenus
dans les canaux intra hépatiques ?

Début brusque.

Restent à examiner les faits où les coliques hépatiques débutent sans que rien ait pu en faire prévoir l'invasion prochaine. Les coliques sont, dans ce
cas, bien caractérisées, et donnent l'idée d'un calcul
s'engageant dans les voies biliaires. Il est probable, cependant, que souvent il y a eu, auparavant, quelques
accidents dyspeptiques, assez légers pour n'avoir pas
attiré l'attention des malades. Nous sommes d'autant
plus fondé à le croire, au moins pour les 15 cas de
notre tableau, que, plusieurs fois, l'invasion subite
s'est faite à la suite d'une fausse couche ou d'un accouchement. N'a-t-on pas attribué les prodromes dyspeptiques de la colique hépatique à des accidents de même
nature, provoqués par la grossesse ?

D'un autre côté, sur ces quinze malades, cinq étaient
en proie à des affections qui ont pu masquer ou remplacer les phénomènes gastriques. Ainsi :

M. M. est « un goutteux émérite qui n'a cessé, »
dit son médecin, « de souffrir des articulations que
pour être en proie à des coliques hépatiques. » Il fut
pris subitement, sans douleurs préalables du côté de
l'estomac, et n'a jamais été dyspeptique.

Madame X., fille d'un goutteux et d'une mère atteinte de coliques hépatiques, est asthmatique à un haut
degré. — Elle est prise subitement tous les six mois à peu

près d'une violente colique hépatique. Il n'y a du côté des voies digestives , qu'un peu de constipation.

Madame M., fille et sœur de goutteux, goutteuse elle-même, couperosée, présentant les signes physiques et rationnels d'une tuberculisation pulmonaire, est prise subitement de coliques calculeuses; (calculs de cholesterine). Douleurs de goutte diminuées lorsqu'il y a des coliques hépatiques, balancement entre ces deux affections.

Madame B., rhumatisante; cessation d'une violente douleur de tête qui durait presque constamment, depuis un mois, à l'apparition de coliques hépatiques que rien ne pouvait faire prévoir. Digestions bonnes et appétit conservé.

Chez une autre malade, fille et sœur d'asthmatiques, les coliques ont débuté brusquement un an ou deux après la cessation de migraines terribles; pendant sa jeunesse, elle avait été sujette à des crampes d'estomac, qui paraissaient liées à la chlorose.

Deux fois, les coliques ont éclaté chez des individus atteints de fièvre paludéenne. Là, encore, les prodromes ont pu être masqués.

Nous ne nous arrêterons pas plus longtemps sur ce sujet. Après avoir mis en relief la rareté du début des coliques hépatiques chez des individus ayant joui, jusque-là, d'une immunité absolue, au point de vue des manifestations arthritiques, nous devons insister, tout particulièrement, sur l'existence presque constante d'une période prodromique. Il en résulte une règle pratique d'une application journalière. Le médecin doit toujours avoir présent à la pensée, le développement possible de coliques hépatiques, lorsqu'existent, du côté du foie ou de l'estomac, des accidents dont la persistance ou la répétition ne sont pas suffisamment expliquées. La probabilité de l'explosion de coliques hépatiques sera plus grande encore, si le sujet en observation appartient à une famille arthritique.

§ II.

Symptômes observés pendant les crises hépatiques.

Ainsi que nous le disions en commençant ce chapitre, les descriptions des accès hépatiques, telles qu'on les trouve dans les livres classiques, laissent peu de chose à désirer, lorsque la maladie revêt sa forme typique, relativement assez rare. Nous nous contenterons, par conséquent, en examinant successivement quelques-uns des symptômes, de signaler les particularités qui nous ont frappé, dans le cours de notre pratique.

a. — *Du début et de la terminaison des accès.* — Les coliques hépatiques commencent, quelquefois, brusquement, et les malades sont pris subitement de douleurs atroces, au moment où ils s'y attendent le moins, dans la rue, par exemple. Cependant, il est beaucoup plus ordinaire de voir les crises débuter par des accidents faibles d'abord, mais qui augmentent, rapidement, d'intensité. Un grand nombre de malades sont prévenus de l'imminence d'une crise, assez longtemps à l'avance, par des sensations auxquelles ils ne se trompent plus.

Ces sensations sont différentes : chez les uns, c'est un état nauséeux ; chez d'autres, une excitabilité nerveuse insolite, des pandiculations, des bâillements. Quelques malades se plaignent d'une impressionnabilité plus grande au froid.

Le commencement de l'accès est parfois marqué par un frisson. Cependant, ce mode initial nous paraît être moins fréquent qu'on ne l'a dit (1), et ne doit pas être confondu avec la sensation de froid éprouvée par le malade pendant le cours de l'accès. Nous reviendrons, plus loin, sur ce dernier accident.

Enfin, nous devons faire remarquer qu'un début subit est un indice de la nature calculeuse des accidents. La terminaison brusque des douleurs paraît avoir une signification encore plus évidente. Pendant quelque temps, il nous avait paru exister une relation entre le début et la terminaison brusque de la colique hépatique. Une nouvelle série de faits ne nous permet point, aujourd'hui, de nous prononcer sur ce sujet.

La cessation subite de l'accès paraît être moins commune que ne le dit M. Durand-Fardel. Contrairement à l'opinion de cet habile observateur, la grande ma-

______

(1) M. Magnin admet l'existence, au moins très-fréquente, du frisson initial. Voici le passage en question :

« Signalons, seulement, pour le moment un symptôme assez fréquem-
» ment observé, sur lequel nous reviendrons longuement dans le prochain
» chapitre : nous voulons parler du frisson qui se présente dans les coliques
» hépatiques, qui suit toujours le début de la douleur et cesse d'ordinaire
» plus tôt que celle-ci. » (Magnin, *loc. cit.*, p. 27).

jorité des cas nous a semblé se terminer après une diminution progressive des accidents.

b, — *De la douleur*. — La douleur tient la première place parmi les symptômes, et doit être étudiée avec soin.

Nous venons de signaler les crampes d'estomac, comme un des prodromes les plus communs des coliques hépatiques. Les douleurs pendant l'accès sont également tormineuses et paroxystiques; mais il s'y joint une douleur fixe, dont la persistance est très-pénible et qui occupe la région épigastrique. M. Durand-Fardel rapporte le maximum de douleur à l'hypochondre droit. Nous ne pouvons partager son opinion. C'est de l'estomac que les malades se plaignent surtout, et c'est de là que partent les irradiations douloureuses se dirigeant vers les hypochondres et vers la partie postérieure du tronc, soit à la région dorsale de la colonne vertébrale, soit à l'épaule droite, soit aux deux épaules, soit même à l'épaule gauche exclusivement.

L'hypochondre droit est souvent envahi en même temps par la douleur; mais les auteurs qui assignent comme siége principal de ce phénomène les conduits hépatiques, ou la région cystique, nous paraissent fonder leur opinion plutôt sur des vues théoriques que sur l'observation clinique.

MM. Willemin et Durand-Fardel citent des faits où l'hypochondre gauche était le siége principal et même *exclusif* des douleurs (1). Nous n'avons observé

____

(1) Willemin, *loc. cit.*, p. 75. — Durand-Fardel, *loc. cit.*, t. II, p. 279.

aucun fait de cette espèce. Jamais, non plus, nous n'avons vu les irradiations douloureuses se faire de haut en bas dans l'abdomen, et ce point est important pour le diagnostic. L'assertion de Durande, citée par Sœmmering, sur les douleurs se prolongeant vers les hanches, nous semble avoir également besoin d'être confirmée par de nouvelles observations. Par contre, nous avons trouvé, dans quelques cas, des irradiations douloureuses et de l'engourdissement dans le bras droit.

L'intensité des douleurs est presque caractéristique; elle n'est dépassée que par celle des coliques néphrétiques, s'il faut en croire quelques malades atteints, à des périodes rapprochées, des deux formes de lithiase. Au dire d'un grand nombre de femmes, les souffrances d'un accouchement sont moins intenses, mais il faut accepter cette affirmation avec une certaine réserve. En effet, soit à cause de l'état mental des femmes en couches, soit pour toute autre raison, les douleurs de l'enfantement sont vite oubliées.

La pression exercée sur la partie supérieure de l'abdomen augmente la douleur loin de la calmer, comme cela arrive quelquefois, pour la colique saturnine, par exemple. Il y a des malades qui supportent difficilement le poids d'un cataplasme, même léger, surtout au niveau de la région occupée par l'appareil cystique. Pujol (1) avait déjà fait remarquer que la pression de l'épigastre est plus facilement supportée

(1) Pujol, *loc. cit.*, p. 595-596.

que celle qui porte sur l'hypochondre droit, et il utilisait cette circonstance pour le diagnostic.

La douleur donne lieu, par sa violence, à deux ordres d'épiphénomènes, qui s'expliquent par l'intensité des désordres portant sur un centre d'innervation aussi important que le plexus solaire et par l'effet reflexe, frappant consécutivement sur l'ensemble du système nerveux. Ces deux ordres de phénomènes se rencontrant à un degré moindre dans la colique néphrétique, ont ici quelque chose de caractéristique et méritent d'être examinés dans des articles spéciaux. Ce sont : des vomissements ou des nausées ; des troubles nerveux proprement dits.

c. — *Vomissements et nausées.* — Dans beaucoup de coliques hépatiques, il survient des vomissements ; dans presque tous, pour ne pas dire dans tous, les malades sont tourmentés par des nausées. Les vomissements ramènent des matières alimentaires plus ou moins digérées, lorsque l'accès se produit après le repas. Mais il arrive parfois que des aliments, ayant à peine subi un commencement de digestion, soient rejetés, même après une période de temps plus que suffisante pour une digestion ordinaire. Il semble que le travail digestif ait été suspendu avant le début de l'attaque. Ce fait, que nous avons observé plusieurs fois, peut aussi être expliqué d'une autre manière, et l'on peut attribuer à une indigestion l'invasion de la colique hépatique. Cette dernière interprétation paraît être exacte, dans un certain nombre de cas : en effet, il est des malades chez lesquels il suffit de vider l'estomac, pour faire cesser immédiatement la colique hépatique. Aussi ces malades ont-ils pris l'habitude de provoquer le vomissement, aussitôt qu'une attaque s'est produite.

Mais, le plus souvent, il n'en est pas ainsi. Aux vomissements alimentaires succèdent des vomissements bilieux, s'accompagnant d'efforts d'autant plus considérables que les liquides stomacaux sont en moindre quantité. Ces efforts de vomissements se renouvellent après les paroxysmes douloureux, et chez presque tous les malades, ils amènent une amélioration passagère assez sensible. De là, également, l'habitude prise par certains malades de s'introduire les doigts dans l'arrière-bouche, pour provoquer les vomissements lorsque les douleurs deviennent trop intolérables.

L'état nauséeux augmente par l'ingestion des liquides et s'oppose parfois à l'administration des médicaments par les premières voies. Cette circonstance vient encore ajouter, s'il est possible, aux tortures des malades, dont la bouche est sèche, et qui souffrent de la soif sans oser la satisfaire.

d. — *Troubles nerveux.* — Au degré le plus faible, les désordres nerveux se traduisent par une agitation extrême, un besoin incessant de changer de position. Ce symptôme, qui ne manque presque jamais, a quelque chose de caractéristique, et nous ne connaissons aucun autre accès douloureux où il soit aussi développé. Peut-être les malades finissent-ils par trouver dans ce besoin instinctif quelque soulagement à leurs souffrances. On rencontre, en effet, un assez grand nombre d'individus qui finissent par adopter une position à laquelle ils reviennent toujours. M. Durand-Fardel a insisté, avec raison, sur la fréquence de la position assise, avec flexion du corps en avant (1). Dans cette position, et la tête appuyée sur les genoux relevés, les malades se livrent fréquemment à une série d'oscillations du corps, d'avant en arrière. Tous les auteurs ont signalé les positions bizarres des malades atteints de coliques hépatiques.

L'ébranlement du système nerveux peut donner lieu à des troubles beaucoup plus graves. — Nous avons cité, il y a un instant, l'engourdissement du bras droit. Dans certains cas, les coliques hépatiques s'accompagnent de mouvements hystériques. Enfin, il est une forme plus rare, et dont une malade vient de nous présenter le premier exemple que nous ayons encore rencontré. Cette femme, pour laquelle son médecin nous a consulté et qui doit venir cette année même à Vichy, est atteinte de coliques hépatiques très-violentes, pendant lesquelles il se produit des convulsions épileptiformes de la moitié droite de la face. — Jamais il n'y a eu de symptômes de véritable épilepsie, et toute trace des accidents cesse en même temps que la colique hépatique.

Cette complication nerveuse, signalée déjà par M. le docteur Duparcque, a été rencontrée par cet éminent praticien, 4 fois sur 13 cas de coliques hépatiques. Voici le passage de son mémoire, tel qu'il est rap-

____

(1) Durand-Fardel, *loc. cit.*, t. II, p. 278.

porté (1) par M. Fauconneau-Dufresne : « On a remar-
» qué un spasme clonique, commençant par le côté droit
» de l'abdomen , dont la paroi, de ce côté seulement,
» présentait des mouvements brusques, vifs et répétés,
» d'élévation et d'abaissement alternatifs. Bientôt la
» cuisse correspondante était prise à son tour de mou-
» vements convulsifs. Ils s'étendaient ensuite à la jambe,
» et de là au pied qui était porté dans une adduc-
» tion avec extension forcée, par les secousses successi-
» ves ; puis la convulsion qui s'était propagée du haut en
» bas , gagnait la poitrine , et alors la respiration s'em-
» barrassait, devenait irrégulière , saccadée. Cette con-
» vulsion envahissait le membre supérieur , le cou , la
» tête, aux diverses parties de laquelle elle imprimait des
» contractions qui rappelaient celles occasionnées par
» l'épilepsie. Tout à coup, les fonctions cérébrales se
» troublaient, se suspendaient, le malade tombait dans
» l'assoupissement , et à l'agitation spasmodique suc-
» cédait une résolution des membres convulsés. Ces phé-
» nomènes se renouvelaient par accès avec et comme les
» coliques hépatiques. Dans deux cas, l'hemi-convul-
» sion fut complète ; elle ne dépassa pas le flanc droit et
» le membre inférieur correspondant, dans les autres. »
Nous ne pouvons nous empêcher de témoigner
notre étonnement de la singulière chance qui a permis
à M. Duparcque d'observer, quatre fois sur treize cas,
un symptôme que nous n'avions jamais rencontré, pendant onze années de pratique à Vichy. — Nous nous

---

(1) Fauconneau-Dufresne , *loc. cit.*, p. 218.

promettons d'étudier avec un soin tout spécial ces accidents, si curieux, sur la malade dont l'arrivée nous est annoncée pour cette année. — Une chose paraît évidente, c'est l'innocuité de ces accidents si effrayants. Tous les malades de M. Duparcque ont guéri.

On a signalé, également, comme trouble nerveux déterminé par la colique hépatique: la syncope au début, ou pendant le cours de l'accès, des paralysies, la perte de la mémoire, etc., etc. Ces accidents sont des plus rares; nous ne les avons jamais observés.

e. — *Ictère.* — Ce symptôme a une très-grande valeur diagnostique, mais il manque complétement dans un assez grand nombre de cas où la nature du mal ne peut être mise en doute. Beaucoup de praticiens ne sont point assez convaincus de cette vérité, et il en résulte, souvent, des erreurs de diagnostic.

L'ictère manque fréquemment après les premières attaques de colique hépatique. Il ne se manifeste qu'à un des accès subséquents, venant révéler ainsi la nature de la maladie prise, jusque-là, pour de la gastralgie. Il y a des malades dont certains accès, seulement, sont suivis d'ictère; il y en a, chez lesquels l'ictère se montre après des accidents à peine marqués. Chez les uns, la teinte jaune de la peau ne commence à se dessiner qu'un peu après la crise; pour les autres, la crise n'est point terminée que l'ictère s'est déjà montré.

Mêmes variations dans l'intensité de l'ictère. La coloration de la peau et des muqueuses est rarement très-foncée lorsqu'elle se montre à la suite d'un seul accès de colique hépatique. Une teinte jaunâtre légère des sclérotiques ou du pourtour du nez et de la bouche, en est quelquefois le seul indice ; indice suffisant, il est vrai, mais qui échappe à une observation superficielle.

La coloration ictérique de la peau tend à disparaître après quelques jours de durée, à moins que les coliques hépatiques ne se soient renouvelées. S'il en est ainsi, chaque accès nouveau est le point de départ d'une recrudescence dans la teinte jaune, qui peut atteindre un degré très-intense, et arriver à être d'un brun verdâtre foncé.

Il y a des malades chez lesquels l'ictère persiste, même sans qu'il se soit produit depuis longtemps une série de coliques hépatiques. On explique, habituellement, cette durée par l'arrêt d'un calcul engagé dans le canal cholédoque, et faisant obstacle à l'évacuation de la bile. C'est au moins l'hypothèse qui se présente d'abord à l'esprit, et elle est fondée sur un certain nombre de faits. Il en est d'autres où l'ictère persistant n'est point dû à la lithiase biliaire, mais à une altération collatérale grave du tissu du foie ; dans ce cas, l'ictère a une signification bien plus grave.

N'y aurait-il pas aussi, dans certains cas, rétention biliaire par suspension de la contractilité des voies biliaires, sous l'influence de l'état sub-inflammatoire de ces organes ? L'inflammation consécutive aux évacuations des calculs peut également déterminer quelquefois une oblitération partielle ou complète du canal cholédoque. Chez les vieillards, cette lésion anatomique ne détermine point l'ictère, en raison du peu d'activité de la sécrétion du foie.

Chez l'adulte, tout obstacle notable à l'écoulement de la bile est une cause d'ictère, en nécessitant la résorption d'une partie de la bile sécrétée. Si la gêne apportée au cours de la bile n'est point très-grande, et si la sécrétion rénale suffit pour débarrasser le sang des principes anormaux qui y sont contenus, la coloration jaune de la peau manque; on en est réduit alors à l'examen des urines, où la présence des éléments de la sécrétion hépatique se révèle d'une manière plus ou moins sensible.

La coloration ictérique de l'urine se retrouve, dans presque tous les cas, à la suite des coliques hépatiques, même lorsque les téguments ont conservé leur couleur normale (1). On ne doit jamais perdre de vue cette circonstance, lorsqu'il s'agit d'établir le diagnostic comparatif entre les coliques hépatiques et la gastralgie.

S'il n'y a pas ictère appréciable à la peau, la coloration des urines n'est jamais aussi foncée; cependant, elle se distingue assez de la coloration normale pour attirer l'attention des malades. Dans les cas rares où il y aurait doute, les réactifs décèleraient la présence des matières bilieuses.

La teinte particulière des urines se montre parfois avant la fin de l'accès. Avec un peu d'habitude, on ne peut les confondre avec celles qui sont chargées d'acide urique, d'urates, ou d'autres sels que les

(1) D'après M. Durand-Fardel, ce signe existerait, dans tous les cas, après les coliques hépatiques calculeuses.

malades rejettent à la suite d'une colique néphrétique ou d'un accès fébrile quelconque.

Cette distinction est d'autant plus importante, qu'il y a des malades dont l'urine laisse déposer, *après les coliques hépatiques*, une grande quantité d'acide urique.

Lorsqu'il n'y a pas coloration ictérique de la peau, l'urine reprend bientôt son aspect ordinaire; il faut donc l'examiner peu de temps après la crise, si l'on veut être exactement renseigné.

f. — *État de la circulation.* — En interrogeant avec soin l'état de la circulation, pendant une crise de coliques hépatiques, il est impossible de n'être point frappé des différences qui existent, à ce point de vue, suivant les individus : chez les uns, le pouls s'accélère, tout en conservant son caractère de petitesse et de concentration; chez les autres, et c'est le plus grand nombre, il est ralenti, et le calme apparent de la circulation forme un contraste frappant avec l'agitation du malade (1). Entre ces deux termes extrêmes, il

(1) Ce ralentissement du pouls n'est nullement spécial aux coliques hépatiques; il se retrouve dans les autres affections du foie, et paraît être lié à la phlogose hépatique.

Nous ne pensons pas qu'on puisse aller plus loin dans l'état actuel de la science. Brown-Sequard admet que, sous l'influence d'une irritation du grand sympathique, et, par suite, des ganglions semi-lunaires, il résulte une excitation de la moelle se transmettant au pneumo-gastrique, qui détermine un état syncopal plus ou moins prononcé, mais constant, un ralentissement des pulsations cardiaques, et par suite un abaissement de la température centrale. — Cette explication, citée dans l'excellent travail de M. Magnin sur la lithiase biliaire, nous paraît être fort hypothétique.

existe une foule de degrés intermédiaires. Ces différences ont été signalées par tous les auteurs, et nous
ne nous y arrêterons pas.

La circulation tient sous sa dépendance la colorifi-
cation, et nous avons déjà signalé la susceptibilité au
froid que les malades accusent assez souvent pendant
l'accès. Cette sensation s'accompagne rarement d'un
abaissement réel de la température de la peau. Lorsque cet abaissement est appréciable à la main, il nous
a semblé pouvoir s'expliquer, en partie au moins, par
l'évaporation rapide de la sueur qui baigne le corps
du malade.

Mais, ainsi que cela a lieu pour les fièvres intermittentes, la sensation de froid, perçue par le malade,
coïncide, le plus souvent, avec une élévation réelle
de la température.

Nous avons signalé, il y a un instant, le frisson
initial. Il y a des cas où cette sensation persiste,
longtemps, pendant l'accès. D'après M. Charcot,
le frisson aurait pour point de départ la présence
de calculs dans les voies biliaires. Il peut être dû,
également, à la formation d'abcès hépatiques. M. Magnin, qui a étudié cette question avec grand soin,
admet qu'il y a des cas (chez les vieillards), où le
frisson, dû à la présence des concrétions biliaires,
représente chez eux de véritables accès de coliques
hépatiques. Nous renvoyons, pour plus de détails, à
la thèse excellente où le médecin a examiné, entre

____

(1) Magnin, *loc. cit.*

autres questions celle des accidents hépatiques simulant la fièvre intermittente.

g. — Tuméfaction du foie et de la vésicule. — Le travail spasmodique qui constitue la colique hépatique, coïncide presque toujours avec une congestion hépatique. Ce fait ne saurait être mis en doute, et l'on peut s'en assurer par la percussion, et surtout par la palpation de l'hypochondre droit, pendant l'accès hépatique. La poussée congestive s'accompagne, parfois, de l'inflammation des voies biliaires; il peut même s'y joindre un certain degré de péritonite circonscrite, dans les cas où les crises ont été très-violentes, ou si le passage des calculs a produit des désordres sérieux.

La douleur est un obstacle à l'examen du foie, pendant l'accès; cette exploration est rendue difficile, en outre, par la tension de toute la région. Pujol a insisté particulièrement sur la rénitence de l'hypochondre et de l'épigastre. Il y a voussure de l'hypochondre droit dans un grand nombre de cas, et cette voussure est appréciable si l'on a soin d'examiner, comparativement, l'hypochondre gauche. C'est faute d'avoir pris cette précaution, que l'on a nié la réalité de ce phénomène, dû en partie, au moins, à la paralysie des muscles abdominaux et à l'immobilisation des côtes, au voisinage du travail inflammatoire des voies biliaires, ainsi qu'à la distension des colons transverse et ascendant.

Dès que les douleurs de l'accès ont cédé, si la phlogose des voies biliaires est modérée et, à plus forte raison, si elle manque, il est plus facile d'explorer le foie. Deux procédés sont mis en usage : la percussion à laquelle on a recours le plus ordinairement, et la palpation à laquelle nous donnons la première place.

Pour la percussion, nous renverrons le lecteur aux traités spéciaux qui traitent de cette matière. Qu'il suffise de faire remarquer que l'on est parfois obligé, pendant la crise, de percuter avec une certaine force, si l'on veut apprécier la matité hépatique, et c'est là un inconvénient assez sérieux et qui peut rendre ce moyen inapplicable. Enfin l'existence de matières fécales accumulées dans le colon transverse (et les malades atteints de coliques hépatiques sont habituellement constipés) peut être une cause d'erreurs, lorsqu'il s'agit de déterminer la position du bord inférieur du foie. Il n'en est pas de même lorsqu'on veut reconnaître la limite supérieure de la glande hépatique; dans ce cas, la percussion, seule applicable, donne les meilleurs résultats.

La palpation nous arrêtera un peu plus, non-seulement en raison de l'importance de cette manœuvre, trop souvent négligée, mais surtout parce qu'on la pratique, fréquemment, d'une manière peu convenable.

Le but que l'on se propose en palpant le foie est, d'abord, de s'assurer de sa position exacte, et de la forme de son bord inférieur ; puis de reconnaître le degré de tuméfaction de l'organe, la consistance de son tissu, les inégalités qui peuvent exister à sa superficie, etc., etc. L'importance de ces diverses circonstances, pour le diagnostic, exige de la part du praticien une attention très-grande et les précautions les plus minutieuses, pour éviter toute cause d'erreur.

La première de ces précautions est d'examiner le malade couché. Il n'est pas pour cela de canapé, de chaise longue, si perfectionnée qu'elle soit, aussi commode que le lit. Il faut également, si cela est possible, examiner ses malades le matin, avant qu'ils aient mangé. On évite, ainsi, l'obstacle apporté à l'examen par l'implétion de l'estomac. Le malade doit être placé dans la même position que pour le cathétérisme de la vessie, en faisant fléchir à un moindre degré les membres inférieurs. Si le lit est placé de manière à ce que le médecin soit placé à droite du malade, et c'est la position la plus avantageuse, on se sert de la main droite. Après avoir recommandé au patient d'éviter toute contraction musculaire et de respirer librement, on chauffe la main qui doit servir à l'exploration et on commence par malaxer légèrement les parois abdominales du côté gauche. Lorsque le malade est habitué à ce contact, on arrive vers la région du foie, en mettant la main à plat, et parallèlement au corps du malade, les doigts dirigés en haut et en commençant son examen le plus bas possible. On explore le flanc droit, doucement d'abord, et graduellement un peu plus fort; puis, faisant insensiblement glisser la main sur la peau de bas en haut, on arrive au bord du foie placé à une plus ou moins grande hauteur.

En procédant ainsi, on reconnaît facilement, en général, le volume de la glande hépatique ou tout au moins sa limite inférieure. Cela est beaucoup plus diffi-

cile, si, comme je l'ai souvent vu faire, on place la main
au-dessous des fausses côtes, parallèlement à leur bord
inférieur. De cette manière, on déprime le foie et il
est presque impossible d'en trouver le bord; si le foie
est sensible, on détermine en outre de la douleur; les
muscles de l'abdomen se contractent involontairement,
et chaque fois que l'on tentera la palpation, la même
contraction musculaire se reproduira. Nous le répétons,
à dessein, plus on mettra de ménagements et de lenteur, plus on aura de chances d'obtenir le résultat
désiré.

Cependant, il y a des cas où, malgré toutes les précautions possibles, la palpation est impossible. L'obésité
est une difficulté invincible, si cet état est porté très-
loin: il en est de même d'une sensibilité exagérée, qui,
au moindre contact, fait contracter les muscles abdominaux et particulièrement le muscle droit. Cette sensibilité peut être telle que, même en procédant avec
une grande douceur, et en ayant soin de chauffer la
main, on ne peut éviter la contraction spasmodique
des muscles.

Aussitôt qu'on a reconnu la position du bord inférieur du foie, on l'explore dans toute son étendue, en
s'efforçant de le suivre à gauche, jusque dans l'hypochondre, au voisinage de l'épigastre. Il est rare que si
la tuméfaction de l'organe n'est pas considérable, l'on
puisse sentir ce bord au delà de l'épigastre.

Nous avons souvent employé une précaution qui peut
avoir son utilité, c'est de marquer avec un crayon de
nitrate d'argent le point exact où le foie descend; on

aura soin, dans ce cas, de n'exercer sur les téguments, aucune traction ; on mesure ainsi les variations du volume de l'organe, avec une précision presque mathématique (1).

Est-il possible de limiter par la percussion la position de la vésicule en la distinguant du tissu de la glande hépatique ? Nous ne le croyons pas. Les résultats de la palpation ne sont pas beaucoup plus satisfaisants. Bien qu'il se rencontre des faits où l'on puisse sentir la vésicule distendue et même, dit-on, les calculs qui y sont contenus, nous avons rarement perçu, avec certitude, la vésicule biliaire par la palpation. Jamais nous n'avons senti la collision des calculs hépatiques entre eux, bien que nous l'ayons recherchée avec grand soin, et dans des cas où la nature calculeuse de la maladie ne pouvait faire de doute.

Il suffit, au reste, d'avoir ouvert un certain nombre de vésicules, contenant des calculs, pour comprendre combien la crépitation doit être difficile à percevoir. Tantôt, en effet, les calculs serrés les uns contre les autres dans une vésicule rétractée et à tissu fibreux hypertrophié ne peuvent jouer les uns sur les autres, et la profondeur et la netteté des facettes le démontrent. Tantôt, au contraire, on trouve des calculs mêlés à une bile visqueuse qui les lubréfie et qui amortit les chocs résultant de leur collision. En tout cas, nous

(1) Ces détails pourront paraître minutieux à ceux qui savent explorer la glande hépatique. Si nous avons insisté autant sur ce point, c'est que notre expérience nous a prouvé que beaucoup de médecins pratiquent mal cet examen.

affirmons que ce signe se rencontre plus rarement qu'on ne le supposerait à la lecture des auteurs. M. Durand-Fardel ne l'a jamais observé, mais il dit avoir noté, dans plusieurs observations, la sensation de crépitation perçue par le malade lui-même dans certains mouvements spontanés (1).

§ III.

Etat du malade après les crises, et dans l'intervalle qui les sépare.

Les symptômes qui suivent immédiatement les coliques hépatiques sont assez connus pour que nous ne nous y arrêtions pas longtemps.

Après la crise, les malades ressentent une lassitude générale, proportionnée à la violence des accidents subis et à leur durée.

La convalescence est variable. Chez les uns, il se montre un état fébrile quelquefois assez prolongé, et qui peut être dû au seul ébranlement du système nerveux, car nous l'avons rencontré dans des cas où il n'existait aucune trace apparente de lésions des voies biliaires. Chez d'autres, l'ictère amène à sa suite l'anorexie et les troubles digestifs habituels. Quelquefois encore, la douleur à la pression, la fièvre, les nausées,

_____

(1) Durand-Fardel, *loc. cit.*, t. II, p. 285.

etc., etc., indiquent un certain état de phlogose de l'appareil biliaire; dans des cas plus graves et heureusement très-rares, on voit se produire des phénomènes liés à une péritonite circonscrite.

Il y a souvent de la constipation après les coliques hépatiques : le médecin doit intervenir en administrant quelques purgatifs, aussitôt qu'il le jugera nécessaire. C'est à partir de ce moment, et souvent pendant un laps de temps très-prolongé, que l'on peut espérer retrouver les concrétions biliaires dans les déjections alvines (1).

On a signalé des paralysies et des troubles de l'intelligence, comme ayant succédé à des coliques hépatiques. Ces faits doivent être extrêmement rares; nous n'en avons jamais rencontré.

Dans l'intervalle des crises hépatiques, les malades présentent une série de symptômes encore peu étudiés et qui méritent cependant toute l'attention du praticien.

Les individus qui ont eu plusieurs attaques de coliques hépatiques offrent, en général, un certain degré de tuméfaction congestive du foie, qni persiste entre les crises et dont la résolution est assez lente. L'accroissement de volume de l'organe est rarement porté bien

______

(1) Il est très-difficile d'obtenir que l'on examine convenablement les matières fécales. Cet examen doit être fait en plaçant les matières sur un tamis ou une passoire fine, et en les soumettant à un lavage à l'eau courante. Pour avoir quelques chances de retrouver les calculs, il faut que *toutes* les selles soient passées, et cela pendant une période quelquefois très-prolongée.

loin, mais il est très-ordinaire de constater la présence
de son bord inférieur à un ou deux travers de doigts
au-dessous du rebord des fausses côtes. Cette circonstance devient un élément utile pour le diagnostic,
lorsqu'on n'a pas assisté aux crises caractéristiques.

A l'approche des menstrues, on constate une augmentation de volume de l'organe congestionné ; ce fait,
dont j'ai eu l'occasion de vérifier, plusieurs fois, l'exactitude, explique, jusqu'à un certain point, la fréquence
des crises survenant aux environs de la période menstruelle. Il est probable, bien que nous ne puissions être
aussi affirmatif à cet égard, que le même symptôme se
produit avant l'explosion des coliques hépatiques.

Le fait suivant mérite d'être rapporté, bien qu'il
soit tout à fait isolé, et que nous ne puissions l'expliquer d'une façon satisfaisante.

Obs. IV. (Résumé). M. de X., rentier, âgé de 39 ans, nous
consulte le 2 juin 1864.

M. de X a encore sa mère qui a des maux d'estomac ; son
père, extrêmement goutteux, est mort de la goutte chronique.
Deux sœurs, dont l'une a été atteinte de coliques hépatiques.

M. de X mène une vie très-régulière ; il use avec excès du
tabac, et fait chaque jour de l'exercice à cheval. Il n'y a jamais
eu ni migraine, ni hémorrhoïdes ; il a remarqué que ses urines
laissent déposer de la gravelle urique (brique pilée) au fond du
vase de nuit.

Il y a cinq ans, M. de X fut pris de douleurs et de crampes
d'estomac, qui durèrent pendant deux ou trois ans ; puis,
après deux années de disparition complète de ces accidents, le
malade fut pris subitement, au mois d'août 1863, d'un accès
de colique hépatique. M. de X vint alors à Vichy où il fit une

cure sous la direction de son médecin ordinaire qui s'y trouvait pour son propre compte. — Au mois d'octobre suivant, il survint trois crises; puis, au mois de janvier, il y en eut une autre très-violente qui fut suivie d'une névralgie faciale, laquelle céda promptement au sulfate de quinine. Au mois de mars, nouvelle attaque.

Une seule fois, il y a eu de l'ictère qui a duré quelques jours.

L'exploration de l'abdomen révèle une légère tuméfaction du foie qui dépasse à peine les fausses côtes.

Nous supprimons les détails du traitement qui ne présenta, comme fait remarquable, qu'une première atteinte de douleurs goutteuses dans les orteils. — Le 10 juillet, le malade quitta Vichy. Le foie avait plutôt diminué de volume, et le malade y ressentait beaucoup moins de gêne, ce qu'il attribuait aux douches en arrosoir administrées sur la région hépatique.

Le 19 mai 1865, je suis consulté par M. de X sur l'opportunité d'une nouvelle cure. — A part quelques malaises, et un peu de gonflement à l'estomac, revenant de temps à autre, sa santé a été très-bonne depuis l'année dernière. Le teint est excellent, et il y a seulement un peu d'amaigrissement dû, au dire du malade, à l'exercice plus considérable auquel il s'est adonné cette année.

Quel ne fut pas mon étonnement, le lendemain, de constater une saillie considérable du foie qui descendait à cinq travers de doigts au moins au-dessous des côtes. Cette tumeur, formée par le foie, est à peine douloureuse à la pression. Elle paraît être constituée de deux parties superposées et s'échelonnant de bas en haut. La saillie inférieure est arrondie et paraît avoir une forme cylindrique à grand diamètre transversal; elle arrive au voisinage de l'ombilic; l'autre saillie, placée au-dessus, est moins facilement limitée. Celle-ci paraît être formée par le foie, la saillie inférieure l'est certainement par la vésicule distendue transversalement.

M. de X qui habite les environs, revint à Vichy, sur notre avis, dès le 5 juin, et y resta jusqu'au 6 juillet. A son départ, la disposition bilobée de la tumeur hépatique était moins appréciable ; mais, dans sa totalité, cette tumeur n'avait pas diminué de plus d'un travers de doigt.

Depuis cette époque, c'est-à-dire en 1866 et 1867, M. de X vint à Vichy pour combattre cette hypermégalie du foie, et sans en obtenir la disparition. Hâtons-nous d'ajouter que sa santé, depuis 1864, a toujours été très-bonne (1869) (1).

De quelle nature était ici la tuméfaction du foie? Nous ne pouvons y voir qu'une congestion chronique, existant, mais à un degré bien moindre, chez un très-grand nombre d'individus qui ont été atteints de coliques hépatiques, ainsi que nous le disions, il y a un instant.

Il y a un symptôme qui se retrouve, très-fréquemment, dans le récit des malades qu'on interroge sur leur état de santé entre les crises hépatiques. C'est un malaise douloureux revenant par périodes intermittentes, ou d'une manière continue, dans l'hypochondre droit. Le malade sent, « dit-il, » qu'il a un foie; il redoute pour cet organe les chocs, la pression des vêtements, les secousses d'une voiture; un faux pas, même, suffit pour lui faire porter la main au côté droit.

Lorsque ces symptômes existent, il y a fort à craindre de voir les douleurs hépatiques se renouveler. Cependant, ces indices de phlogose hépatique disparaissent parfois, sans qu'il se soit produit de crises nouvelles.

____

(1) Nous regrettons de ne pas retrouver, dans nos notes, des renseignements sur la santé de ce malade, au point de vue de la goutte qui s'était révélée, pour la première fois, lors de son premier traitement.

Les malades présentent, en même temps, des irré-
gularités marquées des fonctions digestives; quelquefois, de légères suffusions ictériques de la face ou seulement des sclérotiques, etc., etc.

Les signes attribués par les anciens auteurs à l'existence des calculs hépatiques, dans les voies biliaires,
sont très-incertains, et l'on n'a presque rien ajouté à ce
que dit Soemmering à ce sujet (1). Outre les symptômes qui viennent d'être indiqués, on remarque une
grande susceptibilité au froid, des frissons erratiques,
et, d'après MM. Charcot et Magnin (2), de véritables
accès fébriles intermittents.

Nous bornons là ces quelques réflexions sur la symp-
tômatologie des coliques hépatiques, renvoyant aux
traités sur la matière, ceux de nos lecteurs qui désireraient remplir les lacunes de notre description. De
plus longs développements auraient dépassé le but et
les limites de ce travail.

APPENDICE.

Lorsqu'on étudie les symptômes d'un accès de colique hépatique, on est forcé de convenir qu'ils répondent assez exactement à la notion qu'on se fait habituellement de cette affection. Un calcul biliaire, en-

(1) Soemmering. Recherches sur les concrétions biliaires. Trad. Ré-
mond, Paris, 1811.
(2) Magnin, *loc. cit.*

gagé dans l'orifice supérieur du canal cystique, parcourt les voies biliaires jusqu'à leur orifice duodénal ; la distension des conduits biliaires par ce corps étranger détermine des douleurs qu'on a comparées à celles de l'accouchement, et que l'arrivée du corps étranger, dans l'intestin, fait cesser.

Tout cela est d'une simplicité très-séduisante, il est vrai, mais qui n'est guère dans les habitudes de la nature. Le mécanisme de la colique hépatique, tel que nous venons de le tracer, soulève plusieurs difficultés qui ne sauraient être passées sous silence.

La première de ces difficultés porte sur l'existence de coliques hépatiques non calculeuses. Cette question n'est point encore vidée, et, bien que nous ayons une certaine tendance à admettre la réalité de ces coliques non expulsives, il faut avouer que l'on a, dans ces derniers temps, formulé, contre cette réalité, des objections très-puissantes. On a même cité des faits qui semblent concluants. C'est ainsi, par exemple, que M. Wolff (1) a trouvé des calculs hépatiques chez les quarante-cinq malades observés par lui en quarante-trois ans de pratique. Il a eu la patience inouïe d'examiner les selles de ses malades pendant un laps de temps fort long, et qui a dépassé, plusieurs fois, dix-huit mois. Ce fait mérite d'être pris en grande considération et impose la plus grande réserve à ceux qui se-

---

(1) Cité dans la thèse de M. Magnin, p. 8. Beitrage zur symptomatologie und diagnostic der Gallensteinen von D. C. Wolf in Virchow's archiv., 1861.

raient tentés (comme cela arrive souvent) d'admettre, trop légèrement, l'existence des coliques hépatiques non calculeuses.

Nous venons d'avouer une certaine disposition à croire aux coliques hépatiques non calculeuses : ceci demande à être expliqué.

Il ne suffit pas d'admettre par analogie, comme l'ont fait certains auteurs, l'existence de l'hépatalgie ou de la douleur *sine materia* ayant pour siége les nerfs du foie ; rien ne prouve la vérité de cette manière d'expliquer des douleurs qui ont une similitude absolue avec les douleurs tormineuses, expulsives. On doit d'ailleurs être très-réservé lorsqu'il s'agit d'admettre la névralgie idiopathique des viscères. Cette explication est souvent mise en avant pour dissimuler l'ignorance où l'on est de la véritable nature des accidents.

L'étude des faits, au point de vue de la douleur et des causes qui la provoquent, nous apprend qu'on a accordé une importance trop grande à l'élément calculeux, dans la production de ce symptôme, si caractéristique, des coliques hépatiques. Ce n'est point à la distension des conduits biliaires, ce n'est même point aux éraillures plus ou moins réelles produites par les arêtes ou les rugosités des concrétions biliaires, qu'il faut attribuer les douleurs atroces des crises hépatiques. C'est à un autre élément, entrevu ou signalé par presque tous les auteurs, c'est au spasme de ces conduits, qu'est réellement due cette succession de paroxysmes douloureux qui vont parfois jusqu'aux tortures

les plus épouvantables; la distension mécanique des
conduits biliaires doit y entrer pour une très-faible
part. Il n'y a là, d'ailleurs, rien de spécial aux coliques hépatiques. Certaines coliques intestinales, la
crampe elle-même et tant d'autres phénomènes morbides, ne donnent-ils pas raison à une opinion qui
pourrait, presque, être élevée à la hauteur d'un théo-
rème de pathologie générale.

Si l'on accepte l'importance des contractions spasmodiques dans la production de la douleur, on se rend
facilement compte de plusieurs circonstances qu'il est
difficile d'expliquer autrement.

Ainsi, par exemple, il ressort des faits observés pa₁
nous, que les douleurs ne sont nullement en rapport
avec le volume des concrétions biliaires, ni avec leur
consistance. Les douleurs les plus vives peuvent être
causées par des coliques hépatiques suivies d'une excrétion de gravelle biliaire; et, s'il nous fallait, à cet
égard, formuler une loi générale, nous serions tenté
d'affirmer que la gravelle biliaire donne lieu à des
contractions expulsives plus douloureuses que les véritables calculs biliaires.

D'un autre côté, il semble que, dans certains cas, des
calculs franchissent les conduits biliaires sans déterminer de coliques hépatiques. Nous allons en citer un
exemple, et nous ne doutons pas que des faits de cette
nature n'échappent parfois à l'observation. Pareille
remarque paraît avoir été faite par Trousseau (1), lors-

(1) Trousseau. Clinique médicale. 1865.

qu'il dit que la gravelle biliaire est tout aussi commune que la gravelle urinaire, mais qu'elle passe souvent inaperçue.

Obs. V. *Calculs de matière colorante de la bile, expulsés par les selles, sans coliques hépatiques.*

M. X me consulte le 31 août 1861.

C'est un homme de 38 à 40 ans. Gros, court, replet, lymphatique, à peau blanche.

Son père est mort jeune, il était dyspeptique depuis longtemps. Un oncle paternel est couvert de rhumatismes; pas d'autres rhumatisants dans la famille. Pas d'accidents goutteux.

La santé a toujours été assez bonne. Pendant sa jeunesse, il a eu des épistaxis fréquents; puis des migraines répétées, et une douleur lombaire fixe et quelquefois asssz incommode. Ces accidents (migraines et douleur lombaire) ont cessé depuis son mariage, c'est-à-dire il y a sept à huit ans. Ils furent remplacés par des difficultés de digestion, avec pesanteur d'estomac, et douleur vague siégeant à la région épigastrique, et surtout au niveau du mamelon droit.

Depuis six mois, douleur fixe, limitée à l'épaule droite. A plusieurs reprises, le malade a trouvé dans les selles un assez grand nombre de calculs biliaires, d'un vert foncé, triangulaires et à facettes. Il n'y a jamais eu ni ictère, ni rien qui ressemblât, de près ou de loin, à une colique hépatique. Il y a eu des alternatives de diarrhée et de constipation. Les urines sont parfois très-épaisses, sableuses et rouges.

M. X nous signale, de lui-même, une grande difficulté de respirer dans une chambre fermée, et au bain; cette sensation l'étonne, car il y a quelques années il n'éprouvait rien de semblable.

Rien absolument à l'auscultation. L'embonpoint rend la palpation de l'abdomen très-difficile; il y a douleur et peut-être un peu de distension de la vésicule biliaire (1).

Ainsi, d'une part, possibilité du passage des calculs, à travers les voies biliaires, sans coliques hépatiques; de l'autre, absence de tout rapport proportionnel entre le volume des concrétions et l'intensité des douleurs.

Ce n'est pas tout ; il existe dans la science des faits nombreux où l'on a constaté dans les selles, à la suite de coliques hépatiques, l'évacuation d'une bile plus ou moins épaisse, poisseuse et qu'on a considérée comme formée par des calculs biliaires en voie de dissolution, ou en voie de formation; nous ne retenons que le fait, sans discuter ici l'explication.

Dans ce cas, la douleur ne peut être produite par une distension des canaux biliaires que la consistance du produit excrété rendrait au moins difficile, pour ne pas dire impossible. On est donc forcé de la rapporter aux contractions elles-mêmes, et non à l'action d'une distension des conduits biliaires.

Mais peut-on se refuser à admettre, par analogie, que les contractions douloureuses puissent se produire par le fait de l'excrétion de la bile, modifiée ou non dans sa composition ou dans sa quantité? Nous ne le pensons pas. Or, de là à croire qu'il puisse se produire des contractions des conduits biliaires, *à vide*, pour ainsi dire, il n'y a qu'un pas.

(1) Le reste de l'observation manque. M. X fut appelé, pour affaires, à Paris après quelques jours de traitement. Nous n'avons plus eu de ses nouvelles.

Il devient alors facile de comprendre comment certains ingesta excitants, peuvent déterminer des contractions de l'appareil biliaire, avec ou sans afflux de bile, et comment ces contractions deviennent, chez certains individus, assez douloureuses pour constituer de véritables coliques hépatiques. Cette explication nous paraît très-plausible, et si nous ne sommes pas plus affirmatif encore, nous la préférons, tout au moins, et de beaucoup, à l'idée de l'hépatalgie pure et simple, encore admise, de nos jours, par M. le docteur Durand-Fardel (1).

Si nous avons su rendre claire notre pensée, on voit que nous réduisons l'importance du rôle attribué généralement aux calculs biliaires dans la production des coliques hépatiques. C'est là ce qui nous a empêché de donner à celles-ci le nom plus usité, aujourd'hui, de coliques calculeuses du foie. En effet, si la lithiase biliaire est la cause, de beaucoup la plus fréquente, de ces accidents, il y a des faits où ces accidents ont été provoqués par le passage d'helminthes, de caillots sanguins, etc., etc. Il y a, en outre, des malades chez lesquels rien ne permet d'affirmer l'existence d'une cause matérielle qui ait déterminé l'accès de douleurs spasmodiques et tormineuses.

Une autre raison, encore, vient à l'appui de l'opinion que nous soutenons sur l'importance majeure du phénomène spasmodique dans la colique hépatique.

A la lecture des ouvrages classiques, il semble que

______

(1) *Loc. cit.*

le calcul contenu dans la vésicule vienne s'engager, accidentellement, dans l'orifice supérieur du canal cystique, en même temps que la bile qui coule de la vésicule dans le duodénum, et au moment où la digestion est déjà assez avancée. — Il y aurait des recherches physiologiques fort intéressantes à faire sur le mode d'excrétion de la bile ; mais d'après l'examen anatomique des voies biliaires, il semble très-difficile que cette excrétion soit un phénomène passif. L'orifice du conduit cystique, vu du côté de la vésicule, permet difficilement de supposer qu'un calcul puisse y pénétrer sans une certaine force, *a tergo*, qui l'y pousse et en détermine la propulsion à travers le conduit cystique dont le calibre est inférieur à celui du canal cholédoque. On a constaté, il est vrai, l'existence d'une dilatation, quelquefois considérable, des voies biliaires, ce qui rendrait l'engagement et le trajet des calculs plus faciles. Cela est vrai, mais seulement pour les cas où il y a déjà eu issue de calculs en nombre plus ou moins grand, et la difficulté reste la même pour les premières coliques hépatiques. Notons, en passant, que la persistance des douleurs de coliques hépatiques, dans quelques cas où l'on a constaté, *post mortem*, une dilatation considérable des voies biliaires, pourrait être invoquée à l'appui du peu d'importance de la distension des voies biliaires pour la production de la douleur.

On trouve de nouveaux éléments de conviction, sur la nature des crises de coliques hépatiques, dans la manière dont ces accès se montrent. Il semble que l'invasion des crises soit soumise à quelques conditions pathologiques, et ne dépende pas uniquement du hasard qui déterminerait l'engagement et l'excrétion des concrétions biliaires.

En premier lieu, lorsqu'il y a des calculs multiples dans la vésicule, et c'est le cas le plus ordinaire, il est rare de voir se produire une colique hépatique isolée. Presque toujours, au contraire, les accès se montrent à des intervalles peu considérables; puis, le malade passe par une période de repos plus ou moins prolongée. Cette marche indique, nécessairement, que les crises ont été déterminées par une autre cause que l'engagement fortuit d'une concrétion biliaire dans le canal cystique.

Il y a des malades chez lesquels on a constaté un retour des accidents, suivant un type intermittent plus ou moins régulier, et nous en citerons un exemple très-remarquable, au chapitre du traitement. Chez d'autres malades, et ces faits sont très-nombreux, les coliques se montrent presque constamment à l'époque menstruelle. Or, comment expliquer ce retour des coliques hépatiques, s'il n'était pas dû à un phénomène actif, régulier, destiné à débarrasser les voies biliaires des corps étrangers qui y sont contenus.

Enfin, et nous voyons dans ce fait un argument très-puissant, il y a des malades qui sont prévenus, plusieurs heures à l'avance, de l'imminence d'une crise hépatique. Comment concilier ce fait avec le mécanisme si simple, admis généralement, et ne pas voir, dans ce désordre fonctionnel qui précède l'invasion de la crise, l'indice évident d'un travail qui prépare l'engagement et l'expulsion du calcul.

En résumé, il est probable, et ce sont là nos conclusions :

1°. Que la colique hépatique doit être considérée comme un acte de physiologie morbide destiné à débarrasser les voies biliaires des corps étrangers qui y sont contenus;

2°. Que la douleur violente qui l'accompagne est due aux contractions expulsives elles-mêmes, plutôt qu'à la distension des conduits biliaires, à laquelle on l'a souvent attribuée;

3°. Que les contractions spasmodiques, si douloureuses, se produisent, peut-être, sans qu'il y ait lithiase biliaire;

4°. Que la cause qui détermine les crises expulsives peut présenter le caractère de la périodicité.

En attendant que nous puissions appuyer notre opinion sur des preuves convaincantes, nous croyons pouvoir avancer que les coliques hépatiques, périodiques ou non, sont déterminées par des fluxions congestives du foie, placées sous la dépendance de l'arthritis.

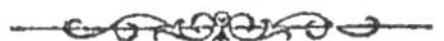

CHAPITRE II.

Etiologie.

I. *Causes prédisposantes.*

On réunit presque toujours à l'étiologie des coliques hépatiques, l'étude de la formation des calculs biliaires. Cette confusion empêche les chiffres obtenus d'être rigoureusement exacts, et il en résulte quelques contradictions entre les auteurs qui se sont occupés de cette question. Cependant, les données auxquelles on arrive ainsi, sont, à peu près, conformes à la vérité, en raison de la fréquence très-grande des coliques d'origine calculeuse.

Dans quelles conditions sont placés les individus chez lesquels se produisent les coliques hépatiques ? ou en d'autres termes, et pour nous servir d'une expression impropre, mais consacrée par l'usage, quelles sont les causes prédisposantes des coliques hépatiques ? On a indiqué comme telles : l'âge, le sexe, le tempérament, l'hérédité, le climat, une vie trop sédentaire, le repos forcé, une nourriture trop substantielle et trop riche en matières azotées ; enfin, et d'une manière peu logique, diverses coïncidences maladives, qui semblent, dit-on, favoriser l'apparition des coliques hépatiques. Nous allons examiner ces différentes causes qui donnent lieu à des remarques assez intéressantes, au point de vue de la pathogénie. La connaissance précise des circonstances dans lesquelles se produit la maladie, est, d'ailleurs, indispensable, si l'on veut instituer un traitement prophylactique; l'on y trouve, également, dans les cas difficiles, des renseignements utiles pour le diagnostic.

A. *De l'âge auquel les coliques hépatiques sont, surtout, fréquentes.*

A quelle période de la vie les coliques hépatiques débutent-elles le plus souvent?

Les statistiques nombreuses répondent d'une manière différente à cette question, et la confusion signalée il y a un instant se rencontre dès notre premier pas. Il faut noter, en effet, que la plupart des chiffres cités comprennent, à la fois, les faits où il y a eu coliques hépatiques, et ceux où des calculs biliaires, constatés après la mort, n'avaient point donné lieu à cet accident.

Walther a trouvé, sur 83 cas, le maximum de fréquence des calculs biliaires de 30 à 40 ans, puis de 50 à 60 (1). M. Fauconneau-Dufresne, au contraire, donne les âges de 50 à 60, puis de 70 à 80 comme prédisposant, surtout, à cette affection. — Il a réuni dans un tableau numérique 92 cas (2).

M. Willemin, sans préciser davantage, dit que la grande majorité de ses malades appartenaient à l'âge mûr (3). Il est indubitable que, dans une partie des

---

(1) Museum Anatomicum, t. III. Berlin, 1805.
(2) *Loc. cit.*, p. 138.
(3) Willemin, *loc. cit.*, p. 9.

faits dépouillés par Walther, et surtout par M. Fauconneau-Dufresne, il ne s'est point produit de coliques hépatiques. Il serait impossible, sans cette restriction, de comprendre comment ces deux auteurs ont trouvé, l'un 21, l'autre 54 malades, âgés de 60 à 80 ans.

Sur un nombre total de 109 malades dont nous avons noté l'âge, *à l'époque de l'apparition des coliques hépatiques*, nous sommes arrivé à un résultat différent. Il faut remarquer qu'il s'agit ici de faits où le diagnostic était parfaitement certain et que nous avons exclu tous ceux où la date de la première invasion des accidents n'était pas précisée.

Sur 109 malades, nous trouvons:

De 5 à 10 ans...............	3	malades.
De 15 à 20 —	4	—
De 20 à 25 —	9	—
De 25 à 30 —	19	—
De 30 à 35 —	14	—
De 35 à 40 —	14	—
De 40 à 45 —	10	—
De 45 à 50 —	9	—
De 50 à 55 —	6	—
De 55 à 60 —	15	—
De 60 à 65 —	4	—
De 65 à 70 —	0	—
De 70 à 80 —	2	— (1).
Total.......	109	

(1) Cette statistique date de 1866. Nous n'y avons rien changé, les résultats obtenus depuis, n'ayant pas été de nature à faire varier sensiblement les chiffres indiqués. (Note 1870).

En étudiant ces chiffres, on voit que les coliques hépatiques se montrent, le plus fréquemment, dans la force de l'âge et surtout jusqu'à 30 ans. A partir de 40 ans, cette fréquence diminue pour augmenter de 55 à 60 ans. Puis, les coliques hépatiques cessent à peu près complétement de se produire; nous n'en trouvons que 6 cas sur 109 malades.

Ainsi, tandis que la fréquence des calculs biliaires croît rapidement après l'âge adulte, celle des coliques hépatiques semble diminuer au point que cette affection se montre rarement chez les vieillards. La recrudescence sensible qu'on observe dans le tableau que nous venons de citer, de 55 à 60 ans, est due probablement à ce que la lithiase biliaire devient commune à cet âge où la présence des calculs n'est point encore tolérée, comme elle le sera plus tard.

M. le docteur Willemin, sur 170 cas de coliques hépatiques, en a trouvé 100 au-dessous de l'âge de 40 ans; il fait remarquer que l'âge indiqué est celui du malade, au moment où il est soumis à son observation (1).

D'après les observations et les faits cités dans son mémoire, il nous a été possible d'établir avec un certain degré d'exactitude, chez 55 malades, l'époque de l'apparition des coliques hépatiques.

Sur ces 55 cas, l'affection hépatique a débuté:

A 35 ans et au-dessous............... 30 fois.
De 35 ans à 50 ans................... 17 —
Au-dessus de 50 ans.................. 5 —

(1) Willemin, *loc. cit.*, p. 9. Note.

et il faut noter que le plus âgé des 5 malades atteints après 50 ans, n'avait que 62 ans.

Cette statistique donne, comme on le voit, des chiffres analogues aux nôtres. Le même travail, appliqué aux observations réunies daus l'ouvrage de M. Fauconneau-Dufresne, nous montre que sur 30 malades atteints de coliques hépatiques, et chez lesquels on peut déterminer l'époque du début de l'affection, ce début a eu lieu :

A 35 ans et au-dessous.............. 15 fois.
De 35 à 50 ans.................... 11 —
Après 50 ans..................... 4 —

Encore ici, nous trouvons le maximum de fréquence à 35 ans et au-dessous, et les coliques hépatiques deviennent rares après 50 ans. Une statistique portant sur l'époque de la production des calculs biliaires, s'il était possible d'en saisir le moment exact, donnerait probablement des résultats différents.

A l'hospice de la Salpétrière (Vieillesse, femmes) rien n'est plus commun que de rencontrer, aux autopsies, des calculs biliaires, et il est très-rare d'observer des coliques hépatiques. Dans les hôpitaux d'adultes, cette affection est loin d'être commune (1), mais les calculs biliaires sont également rares.

On peut expliquer, jusqu'à un certain point, la ces-

---

(1) Le peu de durée des crises, le rétablissement en apparence complet de la santé qui suit les attaques, empêchent beaucoup de malades d'entrer à l'hôpital. Il faut remarquer aussi que la classe de la société où cette maladie est commune, se soigne à domicile comme cela a lieu pour la goutte.

sation des coliques hépatiques avec les progrès de l'âge,
par les modifications que subit l'appareil biliaire, dont
le tissu est le siége d'un épaississement fibreux, et
dont les cavités se rèsserrent, de plus en plus, et s'obli-
tèrent même parfois d'une manière complète. Le mouvement spasmodique indispensable à la progression
dans les canaux biliaires, des concrétions contenues
dans le réservoir cystique, cesse d'être aussi facile, à
mesure que l'hypertrophie des tissus fibreux se prononce de plus en plus. Cette modification des parois
de l'appareil biliaire et l'inertie qui l'accompagne sont
dues, en partie, à l'inflammation chronique ou à des
inflammations répétées des voies biliaires : les adhé-
rences fréquentes de ces organes aux parties voisines
en donnent une preuve irréfragable ; mais il faut faire
une large part à l'affaiblissement de l'activité de la circulation hépatique et à l'importance moindre des fonctions que le foie est appelé à remplir chez le vieillard.

Enfin, il ne faut pas oublier que les progrès de
l'âge font cesser l'aptitude aux affections spasmodiques : il en résulte que les coliques hépatiques, calculeuses ou non, ne se rencontrent guère dans la vieillesse, ce qui contribue encore à diminuer l'invasion
de l'affection qui nous occupe, à une période avancée
de la vie.

Ainsi, et en résumé :

a. — Les coliques hépatiques sont fréquentes surtout à l'âge adulte. C'est entre la 25e et la 55e année
que la maladie débute le plus habituellement.

b. — Après 60 ans révolus, il est rare de voir apparaître des coliques hépatiques ; chez les individus de cet âge, l'affection date souvent d'une époque antérieure.

c. — Chez les vieillards, les coliques hépatiques paraissent, toujours, être de nature calculeuse.

d. — Enfin, on ne peut pas établir un rapport de fréquence entre les coliques hépatiques et l'existence de la lithiase biliaire.

B. *De l'influence du sexe sur la production des coliques hépatiques.*

Il est aujourd'hui parfaitement prouvé que la lithiase biliaire est plus fréquente chez la femme que chez l'homme. Les nécroscopies pratiquées à Bicêtre, dans des conditions analogues à celles de la Salpétrière, ne laissent aucun doute à cet égard, ainsi que l'avait déjà fait remarquer M. Fauconneau-Dufresne (1). D'un autre côté, les coliques hépatiques non calculeuses sont, probablement, plus communes dans le sexe féminin.

Il en résulte que les coliques hépatiques doivent être beaucoup plus fréquentes chez les femmes ; c'est, en effet, le résultat auquel sont arrivés tous ceux qui ont fait des relevés statistiques de cette maladie.

Cependant la différence n'est point aussi forte que les causes que nous venons d'indiquer ne doivent le faire supposer.

(1) *Loc. cit.*, p. 140.

Ainsi, sur un nombre total de 391 individus atteints, sans doute possible, de coliques hépatiques, et qui ont réclamé nos soins à Vichy, nous comptons 227 femmes et 164 hommes (1).

Diverses causes peuvent avoir influé sur ces chiffres et entre autres la répugnance plus grande des femmes à se déplacer, et la difficulté qu'elles éprouvent, parfois, pour venir aux eaux. Sans discuter ici la valeur de ces causes, nous devons noter que la proportion inverse se rencontre pour d'autres affections, la goutte articulaire, par exemple, et la colique néphrétique (2).

En résumé, on peut dire que, d'une manière absolue, les coliques hépatiques sont plus communes chez la femme; mais que la fréquence de cette affection pour le sexe masculin est proportionnellement plus grande que celle des calculs biliaires.

C. *Du tempérament.*

Les limites attribuées aux différents tempéraments sont si élastiques, que l'on ne doit pas ajouter une grande importance à ce qui a été dit, relativement à l'influence de cette cause prédisposante, sur la production des coliques hépatiques.

On a surtout accusé le tempérament bilieux de prédisposer à cette affection.

(1) En 1869, nous avons vu comme *nouveaux* malades atteints de coliques hépatiques, 41 femmes et 55 hommes.

(2) La gravelle urique est cependant très-commune chez la femme, quoiqu'on ait répété le contraire dans beaucoup de livres classiques.

« On a généralement remarqué, » dit M. Fauconneau-Dufresne, « que les individus qui avaient le teint » jaune et les autres attributs du tempérament bilieux, » étaient plus fréquemment atteints de calculs (*biliai-* » *res*) (1). » Mais il n'est peut-être pas inutile de faire remarquer que « ces attributs du tempérament bilieux » peuvent être dus à un état anormal du foie dont les coliques hépatiques ne seraient, elles-mêmes, qu'une manifestation plus avancée.

Nous avons observé chez nos malades les tempéraments les plus différents (2). Cependant, le tempérament sanguin ou congestif nous a paru se rencontrer plus fréquemment.

D. *De l'influence des climats sur la production des calculs biliaires.*

L'influence du climat sur la disposition aux calculs biliaires, et par conséquent aux coliques hépatiques, est une question des plus intéressantes. Malheureusement, il est très-difficile d'apprécier exactement la part d'action qui revient aux conditions climatériques, puisque les habitudes hygiéniques changent, avec chaque climat, et doivent entrer en ligne de compte.

Il est un fait qui nous paraît très-remarquable et que nous devons citer ici : c'est la rareté des coliques hépatiques dans les climats chauds, où cependant les

(1) Fauconneau-Dufresne, *loc. cit.*, p. 140.
(2) Pareille remarque a été faite par M. Willemin *Vide loc. cit.*, p. 10.

maladies du foie sont extrêmement communes. Ainsi, par exemple, les calculs biliaires sont à peu près inconnus aux Indes (1).

Le docteur Budd s'exprime catégoriquement à ce sujet : il déclare que, sur un nombre très-considérable de cadavres, ouverts à l'Hôpital des Marins, il n'a trouvé que très-peu d'individus atteints de calculs, « presque pas, » ajoute-t-il, « et cependant les marins dont on » faisait l'autopsie, revenaient des Indes avec des ab- » cès du foie ou d'autres maladies hépatiques (2). » L'auteur ajoute, il est vrai, que la vie active de ces marins a pu les mettre à l'abri de la formation de calculs biliaires ; mais cette objection a peu de valeur, puisque les hommes dont il s'agit étaient valétudinaires.

Il nous a semblé que les départements du nord et du centre de la France fournissaient à Vichy plus de malades atteints de coliques hépatiques que les départements du midi, dont les habitants viennent en grand nombre à notre station thermale. M. Willemin cite cependant la ville de Vienne (en Dauphiné), comme une de celles où l'affection calculeuse se montre avec une grande fréquence (3). Trop de causes personnelles peuvent faire varier les conditions où se trouve placé l'observateur, pour que nous ne nous abstenions pas de toute affirmation sur ce point.

(1) Annesley. Budd.
(2) Dr Budd. Diseases of the Liver. London, 1857, p. 567.
(3) Willemin, *loc. cit.*, p. 12.

E. *De la condition sociale des individus atteints de coliques hépatiques.*

On a remarqué depuis longtemps la rareté des coliques hépatiques chez les individus appartenant aux classes inférieures de la société. — Rien de moins commun que cette maladie dans les hôpitaux, nous nous sommes déjà expliqués sur ce point. On peut se demander si l'absence de travail musculaire et une alimentation trop substantielle ou trop abondante n'ont point une action fàcheuse, au même titre, et ne contribuent pas à déterminer la maladie. Il paraît en être de même de l'abus des alcooliques.

Nous examinerons plus tard l'action des causes souvent citées par les auteurs : la détention, par exemple, une vie trop sédentaire, le repos absolu au lit pendant un temps assez long, les travaux littéraires assidus et la grossesse, qui ont été mis au nombre des causes prédisposantes.

Nous avons rencontré plusieurs cas de coliques hépatiques chez des domestiques de bonne maison, chez des gardes-malades, chez des sages-femmes. Ces professions placent, du reste, les individus qui les exercent dans des conditions qui ne sont plus celles des classes laborieuses.

A l'exception de l'hérédité que nous réservons expressément, et des divers états morbides auxquels on a attribué une influence sur la production des coliques hépatiques, nous venons d'examiner rapidement

les circonstances qui prédisposent à cette affection.
Nous devons dire un mot des causes auxquelles on a
rapporté la formation des concrétions biliaires. C'est
ce que nous allons faire succinctement, en renvoyant
aux traités spéciaux le lecteur qui désirerait étudier
la question d'une manière plus complète.

F. *Des conditions auxquelles on a attribué la ,or-mation des calculs biliaires.*

Pour un grand nombre de médecins, la recherche
des conditions étiologiques ne va pas au-delà de l'étude
des conditions qui déterminent ou qui facilitent la formation des concrétions biliaires, M. Durand-Fardel
partage cette opinion. Il trouve dans la disposition
anatomique des voies biliaires, et de la vésicule en
particulier, une cause de stagnation facile de la bile.
Il admet que presque toutes les fois qu'il y a séjour
prolongé de la bile dans la vésicule par une cause
quelconque, on y trouve des concrétions. Pour lui,
« la stagnation de la bile dans la vésicule est peut-être
» une condition déterminante de la formation des
» concrétions. » Il demande s'il n'est pas possible de gé-
néraliser le fait de l'influence des causes qui ralentis-
sent le cours de la bile sur la production des concrétions
biliaires, « et de rattacher à cette condition le plus grand
» nombre, au moins, des concrétions biliaires (1). »

(1) Durand-Fardel. Traité de maladies chroniques. Paris, 1868, t. II,
p. 271.

La formation des calculs biliaires a été expliquée par une multitude de théories physiques ou physiologico-chimiques plus ou moins ingénieuses.

C'est ainsi qu'on a incriminé :

1°. La disposition anatomique des voies biliaires qui force la bile à stagner dans la vésicule ; là elle s'épaissit et laisserait déposer des calculs ;

2°. Les corps étrangers introduits dans la vésicule, où ils formeraient le noyau des calculs ;

3°. Le ralentissement de la circulation de la bile par diverses causes telles que l'âge, une vie trop sédentaire, etc., etc.

4°. Une alimentation trop substantielle et trop animalisée, et une modification consécutive du sang de la veine-porte, où s'accumulerait le carbone, dont la combustion ne serait plus complète. La bile se chargerait alors de graisse et laisserait déposer de la cholestérine ;

5°. Une diminution dans la quantité de la soude, et une précipitation consécutive de la matière colorante ;

6°. L'existence dans la bile d'un acide qui déterminerait le même phénomène, etc., etc.

Nous devons citer, spécialement, l'opinion de Frerichs (1), bien que l'article consacré par lui à l'étude de l'affection calculeuse du foie nous paraisse, sur beaucoup de points, en contradiction complète avec les en-

____

(1) *Frerichs*. Traité pratique des maladies du foie et des voies biliaires, trad. Duménil, 2me édition. Baillière, 1866.

seignements de la clinique. Voici comment il explique la formation des calculs :

« L'épaississement pur et simple de la bile ne peut
» pas être considéré comme la cause de la précipitation
» des matériaux constituant les calculs; ceux-ci restent
» en dissolution aussi longtemps que la bile n'éprouve
» pas d'altération, et ils ne commencent à se déposer
» que quand le cholate de soude peu stable se décom-
» pose sous l'influence du mucus de la vésicule. Les
» premières apparences de cette décomposition se ma-
» nifestent ordinairement dans la bile qui a séjourné
» longtemps à l'intérieur de la vésicule; la stase de la
» bile et sa décomposition sont par conséquent les pre-
» mières causes de la formation des calculs.

» La cholepyrrhine, insoluble dans l'eau à l'état de
» pureté, est facilement dissoute par le cholate de
» soude, ainsi que par tout liquide alcalin. La décom-
» position du cholate de soude, ainsi que le changement
» de réaction de la bile, devenant acide, d'alcaline
» qu'elle est normalement, entraîne la précipitation de
» la cholepyrrhine. Aussi trouve-t-on, ordinairement,
» dans la bile acide des cristaux de cholepyrrhine en
» grande abondance, et souvent, en même temps, des
» gouttelettes de résine biliaire......»

La cholesterine se déposerait également par la décomposition du cholate de soude et du savon qui la maintien-
nent en dissolution..... La précipitation de la matière
colorante, de la résine biliaire, et de la cholesterine peut
donc être considérée comme la conséquence de la
décomposition de la bile. — La chaux viendrait essen-

tiellement, non du foie, mais de la muqueuse de la vésicule biliaire....

Les précipités ne suffisent pas pour que les calculs se forment. Il faudrait pour cela qu'ils séjournassent longtemps dans la vésicule, « et sous ce rapport, le » catarrhe joue un rôle essentiel, » ainsi que Heine et Neckel l'ont avancé avec raison (1).

Nous avons cru devoir nous arrêter un instant sur l'opinion de Frerichs, dont le nom a acquis, dans ces derniers temps, une certaine notoriété. Cependant, cette explication de la formation des calculs par la décomposition et la stagnation de la bile, nous paraît tout aussi insuffisante que la stagnation pure et simple, et l'influence du ralentissement de la circulation biliaire, circonstances auxquelles M. Durand-Fardel (2) attribue, un peu dubitativement, il est vrai, l'origine du plus grand nombre des concrétions biliaires.

Toutes ces opinions ont le grave inconvénient de ne s'appuyer que sur des conjectures et d'assimiler les actions de composition et de décomposition qui se passent dans le corps humain à des expériences de laboratoire. D'ailleurs, ces théories chimiques ou physiologico-mécanico-chimiques, fussent-elles dix fois prouvées (et nous le répétons, il est loin d'en être ainsi), leur intervention expliquerait tout au plus l'acte physique de la formation des calculs biliaires, et en aucune façon l'état morbide qui a été le point de départ de la

---

(1) Frérichs, *loc. cit.*, p. 815 et suiv.
(2) Durand-Fardel. Mal. chroniq., t. II, 271.

lithiase biliaire proprement dite. C'est reculer la difficulté et non la diminuer.

M. F.-Dufresne avait bien compris cette insuffisance des causes attribuées à la formation des calculs, lorsque après avoir examiné les données fournies, à ce sujet, par l'anatomie pathologique, dans la série animale, il termine ainsi : « En résumé, on se voit » toujours obligé d'admettre que des dispositions tout » à fait individuelles se lient à la lithiase biliaire, et » augmentent ses chances de production. Les principa- » les causes, sans ces dispositions, seraient le plus » souvent insuffisantes pour déterminer cette affec- » tion (1). »

Le même auteur signale encore, comme ayant pu favoriser la production des calculs biliaires, diverses coïncidences, qui sont : 1°. *L'inflammation de la vésicule*, et il fait remarquer que cette inflammation, lorsqu'elle existe, est plutôt consécutive que primitive; 2°. *l'omission d'une saignée habituelle* (Fréd. Hoffmann); 3°. *la suppression du flux hémorrhoïdaire* (Dr B. Voisin); 4°. *l'existence simultanée de calculs rénaux ou vésicaux ;* 5°. *la goutte.*

Nous examinerons plus loin ces diverses conditions rangées, à tort, parmi les causes prédisposantes des calculs biliaires, mais, nous devons nous occuper immédiatement d'une question des plus importantes, et qui est généralement mal comprise, dans l'étude des maladies chroniques.

(1) Fauconneau-Dufresne, *loc. cit.*, p. 145.

G. *De l'hérédité dans les coliques hépatiques.*

Dès nos premiers pas dans la pratique médicale, nous nous sommes prononcé sur la nécessité d'étudier, autrement qu'on ne le fait, les conditions de transmission héréditaire des maladies. Voici ce que nous disions dans notre thèse inaugurale en cherchant à rattacher les affections du cœur aux maladies diathésiques :

« Ou la manifestation locale reste la même en pas-
» sant d'une génération à l'autre, ou elle varie dans
» sa forme et dans son siége. C'est là une vérité dont
» on doit se convaincre, de plus en plus, en étudiant les
» maladies par groupes, et non isolément, en ana-
» lysant la santé, non pas chez un individu donné,
» mais chez tous les membres d'une même famille (1).

Comprise ainsi, l'étude de l'hérédité des maladies donne des résultats inattendus, et jette une vive lumière sur l'étiologie des affections chroniques et sur leur pathogénie. Voyons d'abord à quelles conclusions on est arrivé sur le point de pathologie qui nous occupe en ce moment.

La transmission héréditaire des coliques hépatiques et de l'affection calculeuse du foie a été admise par presque tous ceux qui se sont occupés de ces maladies. Petit a trouvé des familles dont presque tous les membres ont été atteints de coliques hépatiques, quelques-

---

(1) Quelques réflexions sur la nature, la marche et le traitement des maladies de cœur. Thèses de Paris 1859.

uns, même, à un âge assez jeune (1). M. le Dr Willemin
en a également cité des exemples ; il a noté dans quelques cas « la transmission de l'aptitude à la maladie,
» ou encore le développement de l'affection calculeuse
» chez des enfants dont les parents étaient atteints
» d'une autre maladie du foie (2). » Le Dr Budd ne
doute pas que la tendance à la formation des calculs
biliaires ne dépende de conditions particulières de la
constitution qui, de même que la tendance à la goutte
ou à la gravelle urinaire, peuvent être héréditaires
aussi bien qu'elles peuvent être acquises (3). M. Fauconneau-Dufresne admet que l'affection calculeuse du
foie doit être fréquemment héréditaire. Après avoir
cité l'opinion de Petit, il se demande pourquoi, chez
les individus dont il s'agit, le pigment se dépose et la
cholestérine s'accroît, « ce sont, » ajoute-t-il, « des
» modifications intimes, idiosyncrasiques, dont la
» cause nous échappera sans doute toujours (4). »

Les auteurs que nous venons de nommer, et nous
pourrions en citer d'autres encore, ont recherché les
cas de transmission de l'affection calculeuse, elle-
même, des parents aux enfants, et ont considéré la
maladie comme acquise, toutes les fois qu'elle ne se
retrouvait point chez les ascendants sous une forme
identique.

Le problème est des plus simples lorsqu'il est posé

(1) Petit, Du mode d'action des Eaux minérales de Vichy, 1850. Paris, — p. 104.
(2) Willemin, *loc. cit.*, p. 10.
(3) Budd, *loc., cit.*, p. 569.
(4) F. Dufresne, *loc., cit.*, p. 140.

de cette façon, et il ne peut l'être différemment, lorsqu'au lieu de remonter à la cause, on voit dans chaque état morbide une entité définie par la lésion anatomique ou physiologique d'un organe. Si l'on n'admet point qu'il puisse y avoir un lien d'origine commune entre les affections dont le siége est différent et dont la symptomatologie varie, en raison même du peu de similitude des organes affectés, on est réduit à n'attribuer les états morbides divers, que présentent les membres d'une famille, qu'au hasard seul; il faut alors nécessairement se rabattre sur une explication dont on a terriblement abusé, et qui n'explique rien : tout devient coïncidence. L'étude des conditions héréditaires ne donne alors que des résultats stériles pour la science théorique, stériles pour la pratique.

Mais si, au contraire, on interroge avec soin son malade, sur les conditions de santé des membres de sa famille; si cette étude faite avec persévérance vous donne des résultats identiques dans la grande majorité des cas; si les affections ainsi réunies dans une même famille ont des caractères communs qui permettent de les rapprocher; si enfin, ces affections se produisent dans un ordre constant ou à peu près constant, les renseignements obtenus sont d'une importance extrême pour le médecin pathologiste qui les interprète.

Avant d'examiner spécialement les conditions de santé où se trouvent les familles des malades atteints de coliques hépatiques, il est utile de nous arrêter sur une autre circonstance qui a souvent donné lieu à des conclusions erronées.

Les maladies de famille se manifestent parfois par

des affections très-dissemblables, sans qu'il soit possible, au moins jusqu'à présent, d'assigner une cause à ces différences. A tort ou à raison, on a accordé à quelques-unes de ces manifestations une importance majeure pour la détermination de la maladie mère. Or, il est fréquent de voir certains individus échapper, pour ainsi dire, à ces affections caractéristiques et présenter une manifestation différente, et qui ne se retrouve ni chez les ascendants ni chez les collatéraux. On ne saurait se fonder sur cette circonstance pour prétendre que ces individus se soient soustraits à la maladie de leur famille. Cette immunité apparente doit, au contraire, être considérée comme une preuve de plus en faveur d'une communauté d'origine d'affections diverses. Notre sujet va nous en fournir un exemple.

On a révoqué en doute la relation existant entre les coliques hépatiques et la goutte, en se fondant sur la fréquence plus grande des coliques hépatiques chez la femme, beaucoup moins sujette à la goutte que l'homme. Mais si, comme c'est réellement le cas, on rencontre fréquemment des familles où les hommes présentent de la goutte articulaire, tandis que leurs sœurs sont atteintes de coliques hépatiques, ne peut-on voir dans cette circonstance une preuve de la réalité de l'opinion que nous venons d'émettre. Nous avons observé un assez grand nombre de faits de cette espèce ; les malades atteints de coliques hépatiques n'avaient jamais présenté d'affections articulaires goutteuses ou rhumatismales ; cependant, il était impossible de méconnaître, chez eux, les signes de la diathèse arthritique.

En étudiant, comme nous venons de le dire, la santé de la famille, de ceux qui nous consultent, on y rencontre les différentes manifestations de la diathèse arthritique, avec une telle fréquence qu'il n'est pas possible de douter de la légitimité de la place que nous assignons, en pathologie, aux coliques hépatiques.

Les affections que l'on retrouve le plus souvent dans les familles sont : la lithiase urinaire, la goutte, le rhumatisme, les hémorrhoïdes, les migraines, etc.; l'urticaire est également très-commun, surtout chez les enfants des malades. N'oublions pas enfin de mentionner l'existence de coliques hépatiques chez d'autres membres de la famille, et plus particulièrement chez les ascendants. Toutes ces affections se retrouvent, fréquemment, à un degré plus ou moins prononcé, chez le malade lui-même : c'est ce qui a pu faire ranger par les auteurs classiques les prétendues coïncidences de goutte et de lithiase urinaire parmi les causes prédisposant aux calculs biliaires.

On trouvera, dans les observations citées, plus d'un exemple du parti que l'on peut tirer de cette manière de comprendre l'hérédité, mais il nous a semblé utile de donner un résumé succinct d'une trentaine de nos observations, au point de vue des circonstances héréditaires. Ces observations ont été choisies de manière à donner les combinaisons les plus ordinaires des manifestations arthritiques avec les coliques hépatiques. Tous les individus cités étaient venus à Vichy pour combattre cette dernière affection.

Voici ce résumé :

1. Madame B. *Hérédité* : Aïeule maternelle et mère goutteuses. Père : Coliques hépatiques.

Affections diathésiques : Urticaire, hémorrhoïdes, pas de gravelle urique.

2. Madame F. *Hérédité :* Père goutteux.

Affections diathésiques : Beaucoup de gravelle urique, coryzas violents et répétés.

3. Madame T. *Hérédité* : Mère très-goutteuse, un frère soigné, à Vichy, pour une dyspepsie arthritique et de la goutte articulaire.

Affections diathésiques : Gravelle urique, migraines.

4. Madame G. *Hérédité :* Frère à Vichy pour de la goutte. Sœur atteinte de migraines violentes.

Affections diathésiques : Douleurs rhumatismales et névralgiques ; gravelle urique ; asthme vrai depuis l'enfance.

5. Madame B. *Hérédité :* Mère et sœur venues à Vichy pour de la dyspepsie arthritique.

Affections diathésiques : Gravelle rouge, rhumatisme articulaire aigu.

6. Madame M. *Hérédité* : Père et deux frères goutteux. Sœur morte phthisique, à quarante ans. Une autre sœur tourmentée de névralgies très-fortes.

Affections diathésiques : Migraines, acne rosea, gravelle urique, phthisie pulmonaire.

7. Madame V. *Hérédité :* Père goutteux, asthmatique et catarrheux ; mère atteinte de coliques hépatiques ; un frère a des migraines violentes ; une fille de ce frère morte à 18 ans d'une phthisie pulmonaire qui a succédé à un rhumatisme articulaire aigu ; une fille morte à 12 ans d'une affection cardiaque, suite de rhumatisme articulaire aigu.

Affections diathésiques : Asthme, gravelle urique.

8. Madame N. *Hérédité :* Famille de goutteux.

7

Affections diathésiques : Rhumatismes, goutte, urticaire, calculs vésicaux, gravelle rénale.

9. Melle M. *Hérédité :* Mère a des névralgies très-fortes; un oncle maternel goutteux.

Affections diathésiques : Douleurs de goutte aux doigts et aux orteils ; migraines, gravelle urique, phthisie pulmonaire probable.

10. M. D. *Hérédité :* Père goutteux, frère mort fou, sœur probablement dans le même cas, une autre sœur morte d'une maladie de cœur.

Affections diathésiques : Hémorrhoïdes, migraines, coryzas répétés, avec éternuements violents, gravelle urique, douleurs articulaires.

11. Madame P. *Hérédité :* Mère morte d'une affection hépatique ; tante maternelle atteinte de la goutte.

Affections diathésiques : Déformation goutteuse des articulations des doigts, disposition à l'asthme, pas de gravelle urique.

12. M. L. *Hérédité :* On meurt hydropique dans sa famille, un neveu goutteux, sœur atteinte de coliques néphrétiques, avec expulsion de calculs, soignée à Vichy.

Affections diathésiques : Migraines, beaucoup de gravelle rouge, douleurs goutteuses aux gros orteils et aux pouces.

13. Madame G. *Hérédité :* Père, oncles, frères et fils venus à Vichy pour de la goutte.

Affections diathésiques : Coliques néphrétiques, déformation goutteuse des doigts, sans douleurs, gravelle urique.

14. Madame D. *Hérédité :* Mère rhumatisante morte d'une affection du cœur; fils mélancolique, avec un eczema des oreilles.

Affections diathésiques : Goutte articulaire chronique, gravelle urique.

15. M. V. *Hérédité :* Mère rhumatisante, une sœur tourmentée de migraines violentes.

16. Madame D. *Hérédité :* Famille paternelle rhumatisante ; famille maternelle goutteuse.

Affections diathésiques : Gravelle urique, migraines.

17. Madame R. *Hérédité :* Deux frères venus à Vichy, l'un pour de la goutte, l'autre pour des coliques hépatiques.

Affections diathésiques : Douleurs de goutte, gravelle urique.

18. Madame L. *Hérédité :* Famille paternelle goutteuse.

Affections diathésiques : Douleurs de goutte au talon, pas de gravelle urique.

19. Madame R. *Hérédité :* Les deux familles ascendantes goutteuses.

Affections diathésiques : Gravelle urique, phthisie pulmonaire très-probable,

20. Madame D. *Hérédité :* Père et frère goutteux.
Affections diathésiques : Migraines.

21. M. S. *Hérédité :* Pas de renseignements sur les ascendants, une sœur goutteuse et une autre morte phthisique.

Affections diathésiques : Prurit anal, hémorrhoïdes, gravelle urique, rhumatismes.

22. Madame D. *Hérédité :* Père goutteux venu à Vichy pour de la goutte et de la dyspepsie ; une tante paternelle a de l'asthme.

Affections diathésiques : Sable urique, migraines, hémorrhoïdes, douleurs articulaires.

23. Madame C. *Hérédité :* Père mort d'une affection au foie, tante maternelle goutteuse, aïeule maternelle morte d'un cancer de la mamelle, frère mort phthisique.

Affections diathésiques : Rhumatismes articulaires aigus, affection cardiaque, phthisie pulmonaire, gravelle urique.

24. Madame C. *Hérédité :* Mère morte très-rhumatisante, père mort d'une affection du foie.

Affections diathésiques : Gravelle urique, hémorrhoïdes fluentes.

25. M. L. *Hérédité* : Mère goutteuse atteinte de coliques hépatiques.

Affections diathésiques : Gravelle urique.

26. M. L. *Hérédité* : Mère rhumatisante atteinte de cancer.

Affections diathésiques : Douleurs de goutte aux gros orteils, gravelle urique douteuse.

27. Madame S. *Hérédité* : Père goutteux.

Affections diathésiques : Attaque de goutte, gravelle urique (?).

28. M. V. *Hérédité* : Famille de rhumatisants.

Affections diathésiques : Urticaire, gravelle rouge, épistaxis, granulations pharyngiennes.

29. Melle D. *Hérédité* : Mère goutteuse, deux sœurs sont fortement couperosées.

Affections diathésiques : Couperose, hémorrhoïdes, varices, névralgies, gravelle urique.

30. Madame D. *Hérédité* : Père goutteux, mort à la suite d'une lithotritie, sœur atteinte de coliques hépatiques et de phthisie pulmonaire.

Affections diathésiques : Phthisie pulmonaire, pas de gravelle.

Nous examinerons la valeur des renseignements fournis par l'étude de la santé dans la famille, et les conséquences qu'il est permis d'en déduire dans le chapitre suivant. Actuellement, notre but était, seulement, de mettre en relief les deux propositions suivantes fondées sur l'étude de l'hérédité morbide, chez les malades atteints de coliques hépatiques.

1°. L'existence de coliques hépatiques, chez divers membres d'une même famille, est assez commune.

2°. Pour la plupart des malades atteints de coliques hépatiques, on constate, dans la santé des rejetons de la même souche, les affections qui constituent le groupe des affections arthritiques.

L'exactitude de ces propositions peut être facilement vérifiée par tous les praticiens qui se donneront la peine d'interroger minutieusement leurs malades. Cette vérification sera plus facile encore, et plus concluante pour ceux qui auront soigné plusieurs générations d'une même famille, condition assez rare à Paris, mais très-ordinaire, dans les centres de populations moins importants.

Ce qui vient d'être dit suffit pour faire comprendre pourquoi nous ne rangeons pas, parmi les causes prédisposantes, certains états pathologiques auxquels on a attribué une influence sur la production des coliques hépatiques. Les auteurs signalent surtout la goutte et l'affection calculeuse des organes urinaires. Il y a là un manque de logique absolu : la lithiase biliaire pourrait tout aussi bien être indiquée comme prédisposant à la goutte et aux calculs urinaires.

Nous étudierons, dans un chapitre spécial, les rapports existant entre ces diverses affections qui n'ont, entre elles, qu'un lien d'origine commun, et nous y joindrons quelques-unes des autres manifestations de l'arthritis, qui coïncident souvent avec les coliques hépatiques. Mais il nous est permis dès à présent, et par avance, de formuler cette proposition qui nous paraît ressortir de tout ce qu'enseigne l'étude des malades :

La cause prédisposante la plus efficace (et nous sommes tenté de dire nécessaire) est l'existence de la diathèse arthritique.

§ II. *Causes déterminantes.*

S'il fallait désigner, sous ce nom, les causes qui pro-voquent l'explosion des crises hépatiques, il serait inutile de s'y arrêter, ces causes étant à peu près inconnues. Il suffirait de signaler l'influence de la digestion et de l'excitation produite par certains ingesta sur les contractions de l'estomac et consécutivement sur l'appareil excréteur de la bile.

Mais, étant donné un individu soumis aux conditions de prédisposition, indiquées dans la première partie de ce chapitre, n'y a-t-il point des circonstances particulières qui déterminent, chez lui, l'opportunité aux coliques hépatiques plutôt qu'à toute autre manifestation de l'arthritis? Ce fait paraît être incontestable, et plusieurs auteurs, M. Willemin entre autres, ont compris de cette façon le rôle des causes déterminantes.

Nous allons retrouver parmi ces causes bien avérées plusieurs de celles qui ont été rangées, à tort, parmi les conditions qui prédisposent à la maladie, et que nous avons négligé d'étudier jusqu'ici : telles sont : la grossesse, l'accouchement, la menstruation, la menopause, la suppression d'un flux sanguin ou d'une émission sanguine habituelle, le repos forcé, les affections diverses du foie ou de différents autres organes, les émotions morales déprimantes, la suppression de certaines manifestations arthritiques, etc., etc.

Toutes ces causes, si variées en apparence, doivent agir de la même manière, et toutes ont pour effet de modifier profondément les conditions ordinaires de la circulation générale et consécutivement, au moins, de la circulation hépatique. L'explication que nous hasardons ici réunit en sa faveur de très-grandes probabilités, et mérite d'être prise en considération à cause de la facilité que l'on y trouve pour se rendre compte de l'action identique de causes si dissemblables.

L'étude des faits donne des résultats tout-à-fait en rapport avec l'opinion qui vient d'être formulée. L'influence de l'époque menstruelle souvent si manifeste, et celle non moins évidente de la menopause, de la grossesse et de l'accouchement s'expliqueraient difficilement par une autre théorie. Le foie participe, dans ces conditions, au trouble de la circulation générale ; point de départ évident des phénomènes pathologiques qui marquent ces différents moments de la vie de la femme.

L'omission d'une saignée habituelle, cause signalée par Hoffmann (1), la suppression d'un flux sanguin, ont certainement une action analogue. La cessation d'habitudes actives tendent également à diminuer l'intensité de la circulation périphérique et à favoriser les concentrations sanguines vers les parties internes.

A côté des causes occasionnelles qui déterminent l'explosion des coliques hépatiques, nous placerons l'existence de coliques hépatiques chez un des ascendants. Cette circonstance, déjà indiquée dans ce chapi-

(1) F.-Dufresne, *loc. cit.*

tre, se retrouve fréquemment dans nos observations. Elle a du reste été signalée depuis longtemps.

APPENDICE.

Les conditions étiologiques vont nous fournir quelques présomptions en faveur de l'origine arthritique de la lithiase biliaire et des coliques hépatiques : il suffira de les indiquer sommairement.

Parmi les causes prédisposantes les moins douteuses, on doit placer d'abord le sexe féminin et l'âge adulte. Il se présente immédiatement une objection déjà citée précédemment, et qui a été faite par un certain nombre d'auteurs contre la nature goutteuse des coliques hépatiques. C'est la rareté plus grande de la goutte chez la femme, alors que les calculs biliaires sont chez elle bien plus communs que chez l'homme. Mais, avant d'examiner la réalité de l'assertion relative à la fréquence de la goutte dans les deux sexes, on peut se demander si l'objection en question a réellement la signification qu'on lui donne, et si elle ne doit pas plutôt être invoquée en faveur de la nature arthritique de la lithiase biliaire et surtout des coliques hépatiques.

En effet, si la goutte aiguë est rare pour le sexe féminin, ne doit-elle pas être remplacée, chez les femmes appartenant à des familles arthritiques ou goutteuses, par des accidents différents par la forme, mais semblables par leur origine? Et la fréquence des coliques hépatiques chez la femme n'est-elle point le résultat du peu de disposition qu'elle présente à être atteinte de goutte articulaire? Les faits répondent à ces questions.

En compulsant nos observations de goutte articulaire, recueillies à Vichy, nous trouvons des goutteux dont les sœurs, en apparence à l'abri de la maladie de leur race, sont venues chercher, à cette même station thermale, la guérison de calculs biliaires. Et, réciproquement, sur les observations qui forment la base de notre statistique citée plus haut, il y a un certain nombre de femmes dont les frères ont été atteints de la goutte. Ces faits ont une signification qui n'échappera à personne.

Mais ce n'est pas tout. Si chez la femme la goutte aiguë est rare, il n'en est plus de même de la goutte chronique, qui devient extrêmement commune à une certaine époque de la vie, c'est-à-dire vers l'âge de la ménopause.

A cette même époque, la lithiase biliaire se montre avec une très-grande fréquence, et cependant, les coliques hépatiques deviennent plus rares. Ne l'oublions pas d'ailleurs, les coliques hépatiques, qui offrent un caractère évident d'acuité, sont, proportionnellement à la fréquence de la lithiase biliaire, plus communes chez l'homme que chez la femme.

Il reste peu de choses à dire sur l'âge où se rencontrent de préférence les coliques hépatiques. C'est celui des poussées arthritiques aiguës, sous ses formes rhumatismales, goutteuses, cutanées, etc. A une époque plus avancée de la vie, la lithiase biliaire, assimilable aux accidents chroniques des articulations, ne donne lieu, que très-exceptionnellement, à ces crises expulsives violentes, comparables à des attaques de goutte ou de rhumatismes aigus.

Sans nous arrêter à l'influence si peu certaine du tempérament, examinons l'action des climats chauds sur la production des coliques hépatiques. On a vu que, d'après les auteurs qui se sont occupés de cette étude, et suivant Budd en particulier, la lithiase biliaire est à peu près inconnue aux Indes. Mais, on a signalé, également, la rareté extrême des maladies goutteuses lorsqu'on dépasse les zones tempérées, en se dirigeant au sud. Ce rapprochement nous a semblé intéressant, et l'examen de ce point de géographie pathologique fournirait sans doute des données précieuses à l'étude des manifestations arthritiques.

La condition sociale des individus atteints de goutte ou de coliques hépatiques est à peu près la même. L'absence de l'activité musculaire, l'usage d'une alimentation trop riche, l'inaction, les travaux intellectuels prolongés, sont autant de conditions qui prédisposent à l'affection goutteuse, à la lithiase urinaire, et aux calculs biliaires. Ici, encore, on constate un trait d'union entre les deux affections que nous comparons au point de vue étiologique.

Il nous paraît inutile d'insister de nouveau sur la valeur des remarques fournies par l'examen de l'hérédité morbide chez les individus atteints de coliques hépatiques. On trouvera, dans cette étude, une source de renseignements non encore exploitée comme elle aurait dû l'être, et qui seule, donnera, peut-être, la clef de ces protées pathologiques qui portent le nom de diathèses.

CHAPITRE III.

Rapports des coliques hépatiques avec diverses manifestations de l'arthritis.

—◎—

Il est illogique de ranger la lithiase urinaire, la goutte articulaire, etc., parmi les causes prédisposant aux coliques hépatiques. Ceux qui soutiennent cette opinion pourraient tout aussi bien affirmer que les accidents secondaires de la syphilis donnent lieu aux exostoses ou aux manifestations tertiaires. Lithiase urinaire, rhumatisme, goutte, coliques hépatiques, toutes ces affections, en un mot, qui coïncident ou qui alternent entre elles sont, au même titre, des manifestations de l'arthritis.

Cette interprétation est, en réalité, la seule qui rende compte des complications pathologiques qu'on observe, à chaque pas, lorsque l'attention a été éveillée sur ces questions de manifestations diathésiques.

Nous allons étudier, dans un chapitre spécial, les rapports existant entre la maladie qui nous occupe et les divers états morbides, rangés à tort parmi les causes prédisposantes des coliques hépatiques.

A. *Rapports entre les coliques hépatiques et les productions calculeuses des voies urinaires.*

La lithiase urinaire se montre sous deux formes : les calculs proprement dits, et la gravelle urinaire. La première forme est rare et se rencontre presque exclusivement chez l'homme; la deuxième, en revanche, est commune dans l'un et l'autre sexe. La coïncidence de la lithiase urinaire et des coliques hépatiques ne pouvait échapper aux observateurs attentifs de toutes les époques. F. Hoffmann avait déjà signalé les relations entre les concrétions goutteuses, les calculs urinaires et les pierres biliaires.

« La coïncidence des pierres urinaires », dit M. Fauconneau-Dufresne, « a été indiquée par Baglivi,
» Bianchi, Selle, Water. Le frère Côme a trouvé les
» deux reins remplis de calculs, chez un sujet dont
» la vésicule contenait beaucoup de concrétions bi-
» liaires; Ferrand, au rapport de Nicolas Venette, a
» vu le corps du seigneur de la Roche-Posay, ayant
» la vessie, les reins et la vésicule du fiel pleins de
» pierres. La réunion de ces deux affections, quoique
» niée par quelques médecins, a été encore constatée
» de nos jours..... Cette réunion ne peut guère être
» considérée comme fortuite; car, malgré la différence
» de composition des pierres biliaires et des urinaires,
» nous savons que les mêmes causes tendent à pro-
» duire les unes et les autres (1). »

(1) Fauconneau-Dufresne, *loc. cit.*, p. 148.

On retrouve dans les auteurs un grand nombre d'observations où ce fait est signalé et très-judicieusement interprété. Quelques citations suffiront pour le prouver.

Les passages suivants, extraits de l'ouvrage de Morgagni, ne laissent guère de doutes sur l'opinion de l'illustre créateur de l'anatomie pathologique. Après avoir cité des faits, et énuméré un certain nombre d'auteurs qui ont indiqué la coïncidence des calculs hépatiques et urinaires, il ajoute : « Præter Baglivium
» hoc adeo inter consulta ponentem ut rationem
» quæsiverit cur existentibus calculis in vesicâ fellæ,
» germinent quoque in urinariâ, et extra, unus pro
» multis esse potest Vaterus, diserte confirmans,
» sæpissime certe in vesicâ fellæ calculos observatos
» esse in iis qui calculo simul viarum urinariarum
» laborarunt (1).

« J'ai compris, » dit Morgagni, quelques lignes plus haut, « que cette existence n'est pas un effet du hasard. » Et il en est si convaincu, qu'il fait de la tendance à la formation des calculs urinaires une circonstance qui peut aider à diagnostiquer l'existence de calculs biliaires.

Il revient encore plus loin sur le même sujet et dans sa 37ᵐᵉ lettre, après avoir déclaré que des calculs peuvent parfaitement se développer dans la vésicule biliaire des individus sujets aux calculs des reins, il

_____

(1) Morgagni. — De sedibus et causis morborum. Epist. XXXVII, § 43.

cite des observations de cette espèce, tirées du Sepulchretum de Bonnet (1), et d'ailleurs.

Bianchi, dans son ouvrage sur les maladies du foie, professe la même opinion : « Adeo verum est, non » minorem intercedere consensum inter renales cal- » culos, et hepaticos, quam inter eamdem lithiasim » et podagram (2). » Et plus loin : « Unde illa cal- » culorum felleæ cystis, et urinariorum excipulorum » repetenda affinitas est; ut calculis felleis obnoxii » homines, urinariis etiam facile declives deprehen- » dantur. Imò renales calculi præcipuè in biliosis pro- » creantur, eorumque genesim biliosi morbi plerum- » que antecedunt (3). »

On retrouve dans l'ouvrage de Bianchi plusieurs observations à l'appui de l'opinion qu'il professe.

A une époque plus rapprochée de nous, Portal n'est guère moins affirmatif, dans son Traité des maladies du foie. « Il y a une grande analogie, dit-il, entre la » vessie urinaire, et la vessie du fiel, tant pour la » structure et les usages que pour les maladies qui » les attaquent (4). » Dans une autre partie de son ouvrage, il déclare qu'on a souvent trouvé des calculs biliaires dans les canaux excréteurs de la bile, et dans la vésicule, chez des sujets qui avaient des pierres dans les voies urinaires, etc., etc. (5).

(1) Morgagni, *loc. cit.*, ep. XXXVII.
(2) Bianchi. Historia hepatica, 5e édit. Genève, 1725, p. 191.
(3) Ibid., p. 478.
(4) Portal. — Traité des maladies du foie, p. 89.
(5) Ibid., p. 452 (*note*).

Nous avons rencontré plusieurs fois la coïncidence de véritables calculs urinaires avec des coliques hépatiques, en voici un exemple :

Obs. VI. *Douleurs rhumatismales articulaires , coliques hépatiques, coliques néphrétiques, calculs urinaires.*

Le 9 juin 1863, je suis consulté par M. X... qui m'est adressé de Paris par M. le docteur Lorain. Le malade est âgé de 66 ans , c'est un homme de petite taille, et d'un embonpoint assez fort. Il offre les apparences d'une bonne constitution et d'une santé parfaite. Pas d'antécédents héréditaires à signaler. M. X est hémorrhoïdaire , quelques douleurs rhumatismales se sont répétées, à plusieurs reprises, dans l'un des genoux et dans les deux épaules, les petites articulations n'ont jamais été affectées.

Depuis quelques années, il était survenu, de temps à autre, des crises très-fortes, après les repas ; ces douleurs caractérisées d'indigestions par le malade , occupaient la région de l'estomac. Il y a deux mois ces mêmes accidents se sont produits, mais cette fois avec les caractères de la colique hépatique ; cette crise fut suivie d'un ictère peu intense.

Outre ces accidents, le malade a éprouvé des coliques néphrétiques qu'il distingue parfaitement. Ces coliques s'accompagnent de douleurs effrayantes ; elles durent plusieurs heures , et occupent surtout le bas-ventre.

Augmentation du volume du foie , qui déborde les fausses côtes de trois travers de doigt , dans toute l'étendue de son bord libre. La pression sur les lombes et au niveau de la vessie ne donne lieu à aucune douleur. Intégrité parfaite des organes thoraciques. Les urines sont claires ; elles ne laissent au fond du vase aucun dépôt.

M. X n'éprouve d'autre malaise qu'un sentiment d'embarras et de gêne dans l'hypochondre droit. L'appétit est médiocre, et les digestions sont régulières et lentes.

Je prescris l'eau de la fontaine de l'Hôpital à la dose de quatre verres, à prendre avant les repas, bain quotidien avec moitié eau minérale.

S'abstenir de graisses, et de mets trop excitants; exercice modéré.

Le 16 Le malade se plaint de souffrir davantage dans l'hypochondre droit. La pression y est devenue douloureuse. Anorexie, dégoût et nausées; apyrexie complète. — *Traitement.* — Hôpital et Grande-Grille, de chacune deux verres. Continuer le reste.

Le 24. M. X que j'ai revu plusieurs fois se trouve de mieux en mieux de son traitement. Il boit actuellement six verres d'eau minérale, moitié à la Grande-Grille et moitié à l'Hôpital. Le foie a diminué de volume, il n'est sensible qu'à une pression assez forte.

Le 30. Le malade quitte Vichy, son état s'est encore amélioré. L'appétit est revenu; les fonctions digestives sont rétablies; le foie a diminué de volume depuis la dernière exploration. Il déborde les fausses côtes d'un peu plus de deux travers de doigt. La gêne ressentie dans l'hypochondre droit a presque entièrement disparu. Je conseille au malade de reprendre, de temps à autre, de l'eau de Vichy à faibles doses. (Eau des Célestins ou d'Hauterive).

Le 8 juillet de la même année, je reçois une lettre dans laquelle le malade m'annonce « qu'il a rendu par l'urèthre un » calcul de couleur foncée, de forme ovoïde, très-irrégulier et » raboteux. Ce calcul formé d'oxalate de chaux, mesure 12 mil » limètres de longueur sur 6 millimètres dans sa plus grande » largeur. On a pu l'extraire avec des pinces, et cette petite » opération a donné lieu à une légère hémorragie. »

Le 11 juin 1864, M. X revient à Vichy; depuis l'année dernière, il n'a éprouvé aucune espèce de crise douloureuse et sa santé est devenue meilleure. Il y a peu de temps, il a commencé à ressentir, de nouveau, quelques douleurs dans la vessie;

il existe des besoins fréquents d'uriner et la miction est un peu gênée.

Le foie se sent à peine au-dessous des fausses côtes. Le traitement fut suivi régulièrement, jusqu'au 27 juin seulement. Il ne fut marqué par aucun accident et les urines n'ont jamais présenté la moindre trace de produits calculeux quelconques.

M. X revint en 1865 faire une cure thermale, au moment de notre départ de Vichy. Son état n'avait pas sensiblement varié. Il n'existe plus de douleurs hépatiques depuis la première saison faite à Vichy, mais les accidents vésicaux persistent à un certain degré.

En 1868, le malade se replaça sous ma direction, il a sensiblement vieilli, il s'est trouvé moins bien cette année. L'état de la vessie lui inspire des inquiétudes et l'état général est beaucoup moins bon. Bien qu'il ne se soit pas reproduit de douleurs de vessie, aussi vives qu'autrefois, il y en a encore. Rien au foie.

On trouvera plus loin une observation, où la coexistence de calculs urinaires et biliaires est des plus probable. (Voir Obs. XV).

En voici une autre que nous empruntons à notre confrère, le docteur Willemin.

Obs. VII (1). Un malade âgé de 62 ans, d'un tempérament bilieux, d'une bonne constitution, avait été débarrassé d'un calcul vésical par la lithotritie, en 1853. L'année suivante, il éprouva sa première colique hépatique. En 1855 il fit une première saison à Vichy; les coliques ne reparurent pas, mais les digestions étaient restées lentes; le malade vint faire une nouvelle cure en 1856; il en fit en 1858 une troisième toute préventive. Trois ans après, M. Nèves, de Bar-le-Duc, m'informa

(1) Willemin, *loc. cit.*, p. 152 (Obs. 55.)

que « depuis le traitement de Vichy, le malade avait joui de la santé la plus parfaite ; non-seulement il n'avait plus rien éprouvé au foie et aux reins, mais il était bien mieux portant qu'avant d'avoir été atteint de sa double affection. »

Nous pourrions rapporter ici bien d'autres faits de même nature, tirés des divers auteurs qui se sont occupés de la question. Cependant, la réunion des deux espèces de calculs, chez le même individu, est moins commune que ne semble l'indiquer la fréquence très-considérable de la lithiase urinaire, sous une autre forme (la gravelle), chez les sujets atteints de coliques hépatiques. Il ne faut pas oublier, d'ailleurs, que les calculs urinaires sont rares, ainsi que le prouve la statistique de Haller, qui, sur 250 cadavres, pris au hasard, n'en a rencontré que deux fois (1).

Mais, si les véritables calculs urinaires sont rares chez les individus atteints de coliques hépatiques (2), il est déjà beaucoup plus commun de rencontrer ces deux formes de lithiase dans les mêmes familles. L'existence de calculs urinaires chez les ascendants ou les collatéraux est un fait qui nous paraît très-important et nous nous y arrêterons un instant.

Les observations 54 et 56 du mémoire du docteur

(1) Fauconneau-Dufresne, *loc. cit.*, p. 148.

(2) Il y a certainement un certain nombre de ces faits qui échappent au praticien. Nous avons trouvé plusieurs fois, chez nos malades, des symptômes rationnels de calculs vésicaux sans qu'il nous ait été permis de nous assurer, par l'exploration, de la réalité de nos suppositions. Cette année encore, un malade atteint successivement de coliques néphrétiques et de coliques hépatiques, était dans ce cas. (1869).

Willemin nous offrent deux exemples remarquables de cette circonstance.

Observation VIII. (Extrait) (1). Mme ***, de Munich, a eu son grand-père atteint de la pierre, affection à laquelle il a succombé. Elle fut atteinte à l'âge de 14 ans de coliques néphrétiques du rein gauche et trois ans après de coliques néphrétiques. Il survenait une excrétion de gravelle urique, après les crises hépatiques...

Observation IX. (Extrait) (2). Madame D ***, de Loir-et-Cher, d'un tempérament lymphatico-sanguin, de constitution primitivement robuste, a joui d'une bonne santé jusqu'à l'âge de 28 ans.

« Son grand-père maternel et l'un de ses cousins-germains,
» sont morts de la pierre ; son père en était atteint également,
» et un frère de son père est affecté d'une maladie de foie.

» Cette dame rendait des urines contenant des graviers en
» abondance (acide urique); elle était atteinte de coliques hé-
« patiques. »

Nous trouvons dans nos observations de coliques hépatiques la coïncidence de calculs urinaires dans la même famille, notée huit fois.

Voici le degré de parenté entre nos malades et les membres de leurs familles atteints de calculs urinaires:

Deux sœurs sont filles d'un père calculeux.

Un est fils et petit-fils de calculeux.

Un a une sœur et un frère calculeux.

Un a une sœur qui a rendu à Vichy un calcul vésical volumineux.

(1) Willemin, *loc. cit.*, p. 129.
(2) Ibid., id., p. 133.

Un est père d'un fils calculeux.

Un a un oncle calculeux.

Un est petit-fils et frère de calculeux.

En résumé, sur 166 cas de coliques hépatiques dont nous possédons les observations suffisamment détaillées, il s'en trouve trois chez lesquels il existait en même temps des calculs urinaires; dans huit autres cas, cette dernière affection se retrouvait chez de proches parents. Il est permis de supposer qu'un certain nombre de faits analogues a pu nous échapper.

La disposition à la formation de dépôts urinaires va rarement jusqu'à la production de véritables calculs. Dans l'immense majorité des cas, cette disposition se traduit par la présence, dans les urines, d'acide urique, sous la forme cristalline ou à l'état d'urates.

L'existence de la gravelle urique chez les individus atteints de coliques hépatiques, est extrêmement fréquente; et on ne saurait trop insister sur ce fait qui vient encore confirmer la connexité d'origine, existant entre les lithiases urinaire et biliaire.

Nous venons de citer l'opinion des auteurs anciens sur ce point de la nosologie. Les auteurs modernes les plus autorisés sont arrivés à des conclusions analogues. Après M. Fauconneau-Dufresne cité plus haut, M. le Dr Willemin signale également la fréquence de la complication de calculs hépatiques avec la lithiase urinaire, et il en rapporte un certain nombre d'exemples. « Ma statistique », dit-il, « ne peut embrasser tous, » les cas d'affection calculeuse du foie que j'ai obser-

» vés., mes informations n'ayant pas toujours été aussi
» complètes que je l'eusse désiré. Mais je n'exagère
» point en affirmant que le quart environ des malades
» atteints de lithiase biliaire ont présenté, soit antérieu-
» rement à l'apparition de cette maladie, soit simulta-
» nément, soit postérieurement, des signes de la dia-
» thèse urique (1). »

Depuis l'époque de la publication de son mémoire,
l'opinion de mon excellent confrère paraît s'être encore
fortifiée. Dans un article de journal paru récemment (2),
il combat une assertion de M. Durand-Fardel (3), qui a
imprimé qu'il avait vu « *plusieurs fois* les calculs biliaires accompagner la gravelle urique, et la colique hépatique se montrer en même temps que la colique néphrétique, avec issue simultanée de graviers uriques et
de concrétions biliaires. »

L'opinion de M. Durand-Fardel est encore plus
nettement exprimée quelques lignes plus loin. Après
avoir nié la réalité du caractère « *goutteux*, » que
beaucoup de médecins attachent aux calculs biliaires,
opinion qui est en désaccord avec son expérience personnelle, M. Durand-Fardel ajoute en parlant de M. le
docteur Willemin :

« Comme moi, mon honorable collègue a été frappé
» davantage de la coïncidence de la gravelle urique

(1) Willemin, *loc. cit.*, p. 158.
(2) Revue d'hydrologie médicale, n° 4. 12mo année, 30 avril 1869.
(5) Durand-Fardel. Tr. Mal. chroniq., t. II, p. 274-275.

» avec l'affection calculeuse du foie; mais, lorsqu'il
» avance que le quart environ des malades affectés de
» lithiase biliaire qu'il a observés avaient présenté, soit
» antérieurement, soit simultanément, soit postérieu-
» rement, des signes de la diathèse urique, je crois
» qu'il se fait illusion. »

Si l'on adoptait l'opinion que nous venons de citer, les résultats de notre pratique dénoteraient de bien plus grandes illusions encore, car nous n'hésitons pas à affirmer que M. Willemin, en donnant à la coïncidence de la gravelle urique et des coliques calculeuses du foie, un quart seulement des faits observés, est resté bien au-dessous de la vérité.

Sur 166 malades dont les observations ont été recueillies par nous avec quelques détails, nous trouvons :

Existence de la gravelle urique chez le malade, soit antérieurement, soit simultanément, 98 cas.

Faits où il n'est point fait mention de l'existence ou de l'absence de la coïncidence de gravelle urique, 58 cas.

Faits où il n'existait pas, et où il n'y avait jamais eu de gravelle urique, 30 cas.

Ces chiffres ne nous paraissent pas encore donner la proportion exacte du nombre d'individus atteints en même temps de lithiase urinaire et de coliques hépatiques. En effet, un certain nombre des individus pour lesquels on ne trouve aucune mention de la présence ou de l'absence de la gravelle urique, présentaient probablement cette coïncidence. Quoi qu'il en soit, nous croyons pouvoir affirmer que cette particularité se rencontre dans les *deux tiers* des cas, et peut-être *plus communément encore*.

Il faut, d'ailleurs, prémunir le lecteur contre la pensée que les 68 individus chez lesquels l'excrétion de gravelle urique manquait, fussent des malades non diathésiques. Le seul point que nous ayons cherché à étudier ici, est la fréquence très-grande de la gravelle urique chez les individus atteints de coliques hépatiques, et chaque praticien est à même de vérifier la vérité de notre assertion.

Nous n'avons jamais recherché la présence de l'acide urique dans le sang de ces mêmes sujets, les expériences de cette nature étant à peu près impossibles dans la pratique. D'ailleurs, la valeur diagnostique, accordée dans ces derniers temps à ce signe, nous paraît très-problématique.

Il est quelques précautions à prendre lorsqu'on veut s'assurer de l'existence de la lithiase urinaire. En premier lieu, il faut être prévenu que chez un assez grand nombre d'individus, ce symptôme pathologique ne se montre pas d'une manière continue. On voit apparaître ce sable urique à la suite d'un voyage, d'une fatigue exagérée, d'un dérangement dans le régime alimentaire, tel qu'un excès de table, ou bien après l'ingestion de certains aliments.

L'habitude prise par nous d'examiner au lit tous nos malades atteints de coliques hépatiques dès le lendemain de leur arrivée à Vichy, nous a souvent permis de reconnaître *de visu* la présence de la gravelle urique excrétée à la suite du voyage. Nous ajouterons ici qu'il suffit souvent d'un séjour peu prolongé à Vichy pour faire disparaître cette excrétion, et quelquefois pour toute la durée de la cure thermale.

Lorsqu'on est forcé de se contenter des assertions des malades, il faut redoubler de précautions et laisser au patient le soin de décrire les dépôts qu'il a remarqués dans les urines; lui faire spécifier, s'il s'agit de sable rouge, ou seulement d'une coloration rouge ou jaune foncé des parois du vase; s'informer du temps nécessaire pour que ces dépôts se forment; enfin, il faut insister sur la distinction à établir entre les dépôts uriques et la coloration bilieuse consécutive aux crises hépatiques, circonstance qui frappe assez vivement l'attention des malades, et qu'ils confondent souvent avec le fait sur lequel on les interroge.

La confusion dont il s'agit ici est d'autant plus facile que, dans certains cas, la colique hépatique bien caractérisée est suivie d'une excrétion abondante d'acide urique, sous forme de gravelle ou de dépôts d'urate de soude, pendant le traitement thermal à Vichy. Ce fait, constaté plusieurs fois par nous, dans des cas où le diagnostic de la colique hépatique était parfaitement établi, est assez difficile à expliquer. Faut-il y voir l'effet d'une congestion temporaire des reins en même temps que se produit une concentration sanguine du côté de l'appareil hépatique? Faut-il attribuer l'excrétion de l'acide urique, en excès, à un de ces actes pathologiques qui succèdent à la perturbation fébrile de la circulation? Nous ne nous hasarderons pas à donner une explication; mais le fait existe et n'est même pas extrêmement rare, bien qu'il n'ait été signalé encore à notre connaissance que par M. Willemin (1).

Est-il possible d'indiquer, avec certitude, l'ordre des manifestations urinaires et hépatiques chez l'arthritique ? Nous ne le pensons pas. L'excrétion de la gravelle urique préexiste en général, et est certainement une des affections arthritiques les plus communes, quelle que soit la forme des autres manifestations. Chez les sujets affectés, successivement, de coliques hépatiques et de coliques néphrétiques, celles-ci semblent, habituellement, se développer les premières. Cependant, cet ordre n'a rien d'absolu, et lorsque nous nous occuperons spécialement des manifestations arthritiques, ayant pour siége le système génito-urinaire, nous citerons des faits où ces affections sont survenues après les coliques hépatiques. Le choix ne nous manque pas pour citer ici des exemples de la coïncidence de la gravelle urique et des coliques hépatiques. En voici deux où cette circonstance se rencontrait.

Obs. X. Madame A***, habitant le Cher, âgée de 56 ans, nous est adressée, le 25 mai 1862, par M. le docteur Perrochaud. Elle appartient à une famille de rhumatisants. Sa mère et son fils sont morts d'une maladie du cœur : ce dernier avait eu, à plusieurs reprises, des atteintes de rhumatisme aigu. Une de ses sœurs éprouve les mêmes accidents qu'elle-même. Les frères et sœurs de sa mère ont des rhumatismes.

____

(1) M. le Dr Willemin cite un fait rapporté plus haut, où ce phénomène d'excrétion avait lieu. Loc. cit., p. 130, et Obs. VIII de notre travail.

. Madame A*** a eu des douleurs articulaires à plusieurs reprises ; à l'époque de son mariage, rhumatisme des épaules qui pendant six mois l'ont empêchée de lever le bras, et de se coiffer elle-même. Les douleurs occupent maintenant de préférence les articulations tibio-tarsiennes, celles des orteils et surtout celles des doigts. L'articulation métacarpo-phalangienne du pouce a été le siége des plus fortes douleurs. Les articulations phalangiennes sont gonflées, les doigts sont déformés ; les orteils le sont aussi, mais à un moindre degré. Madame A*** est d'autant plus étonnée d'avoir la goutte, que personne n'en a été atteint dans sa famille et qu'elle a été très-sobre pendant toute sa vie. La malade a toujours été sanguine. Pendant très-longtemps, elle a été sujette à de la céphalalgie et à des étourdissements, pour lesquels elle se faisait saigner tous les ans, avec succès. Ces maux de tête qui l'ont tourmentée pendant une grande partie de sa vie, n'ont pas le caractère de migraines. Il n'y a eu ni hémorrhoïdes ni épistaxis.

La menstruation établie à 13 ans, n'a cessé qu'à 50 ans. L'écoulement sanguin a toujours été très-abondant.

Le teint est coloré, avec quelques varicosités sur les joues et un peu de tendance à la couperose.

Les accidents pour lesquels Madame A*** vient à Vichy ont débuté il y a deux ans par des douleurs de reins revenant de temps à autre ; puis sont survenues des crises douloureuses très-fortes. Ces crises sont de deux espèces, et la malade les distingue parfaitement ; les unes sont caractérisées par des douleurs violentes, occupant les reins et le ventre dont elles semblent gagner la partie inférieure ; à la suite de ses accidents, les urines deviennent *sableuses*, dit la malade ; il semble qu'on ait pilé de la brique au fond de son vase. Les autres douleurs retentissent surtout dans le dos, bien qu'elles semblent, également, partir de la région lombaire. Le siége principal de cette douleur est placé au niveau de l'omoplate du côté *gauche*. Après ces crises, il est survenu à plusieurs reprises de l'ictère ; les urines deviennent rouges comme du sang, mais le dépôt qu'elles laissent au fond du vase, ne ressemble pas à celui des autres crises.

Les crises douloureuses se reproduisent 8 ou 10 fois par an. La dernière colique hépatique a été suivie d'un ictère limité aux sclerotiques, et qui persiste encore. Elle a eu lieu il y a huit semaines.

Le foie déborde les fausses côtes d'un travers de doigt; il se perçoit avec une grande facilité.

Les digestions se font bien, il y a seulement une constipation opiniâtre.

Intégrité complète des organes thoraciques. *Trait. — Tisane de réglisse 3 ou 4 verres par jour, — 4 demi-verres d'eau de la fontaine de l'Hôpital. — On ajoutera dans le premier cinq grammes de sulfate de magnésie. — Bains quotidiens avec moitié eau minérale à l'Établissement de l'Hôpital.*

Le 28 mai. Douleurs assez vives dans les reins et surtout dans le dos et les épaules. Un peu de malaise. Depuis hier soir les urines sont très-foncées, sans qu'il y ait de dépôt urique. L'eau minérale est assez mal digérée.

31 mai. Les digestions se font bien, et l'appétit a augmenté. Il y a eu hier soir une légère colique qui a peu duré. Seulement il est survenu pendant cette nuit et la nuit dernière des douleurs articulaires dans les pieds et les doigts. La malade ne fait agir que très-incomplètement les doigts à cause des douleurs. Pendant la nuit il y a eu de l'insomnie et de l'agitation. Apyrexie.

La constipation persistant, je fais reprendre le sulfate de magnésie. L'eau de l'Hôpital est remplacée, le matin, par l'eau de la Grille. La malade ira à la dose de cinq verres par jour.

5 juin. L'eau de la Grille est mal supportée, et la malade devra la remplacer par l'eau des Célestins. L'état général est bon et il reste seulement quelques douleurs de reins.

13 juin. Madame A*** quitte Vichy : il y a encore quelques douleurs de reins, mais, en somme, il y a une amélioration très-sensible.

Je conseille une cure de raisin à l'automne, et l'usage de l'eau de Vichy (Célestins), à petites doses et pendant des périodes déterminées. Régime végétal, etc, etc.

Le 23 mai 1863, Madame A*** revint à Vichy. Depuis l'année dernière, il n'y a plus eu de coliques hépatiques, mais seulement quelques douleurs de reins peu intenses et suivies de l'émission de sable urique. La malade est engraissée : elle se dit guérie. Cependant les douleurs articulaires ont été plus fortes cette année que d'habitude. La vue a baissé d'une manière très-sensible.

Traitement : Bains tous les deux jours seulement. Eau des Célestins, 4 verres.

Le 31 mai. Je suis appelé auprès de la malade, en proie à une colique hépatique assez violente, qui dura une grande partie de la nuit. Depuis hier, les douleurs articulaires qui avaient augmenté partout, ont disparu presque complétement. Dans la soirée, je constate une réaction fébrile très-forte, à la suite de la crise. Je fais appliquer des sinapismes aux pieds. Les douleurs reparurent aux articulations pendant la nuit.

1er juin. Apyrexie. Fatigue extrême. Teinte ictérique de la face et de la poitrine. Urine ictérique.

Traitement : Un bain d'eau douce. Tisane émolliente. Une douche ascendante.

30 juin. Le traitement est repris avec précaution. Aucun incident nouveau ne signala la fin de la cure, et la malade quitta Vichy le 14.

J'ai appris cette année (1865) que Mme A*** n'avait plus eu de crises et que sa santé est bonne, à l'exception des douleurs articulaires qui ont plutôt augmenté.

Obs. XI. *Coliques hépatiques, gravelle urique.*

Mme T***, âgée de 56 ans, et habitant Paris, vient me consulter le 2 juin 1862.

Cette femme répond d'une manière évasive aux questions

que je lui adresse sur la santé des différents membres de sa famille. Le seul renseignement que je puisse obtenir, c'est que son père est mort d'un cancer du foie et du pylore.

Menstruation régulière, menopause à 53 ans.

Il existe, depuis longtemps, des douleurs dans les articulations des pieds. Ces douleurs s'accompagnent de gonflement sans rougeur, et sont parfois assez vives pour empêcher la marche.

En outre, il y a depuis plusieurs années des douleurs de reins, occupant les deux côtés, et à la suite desquelles il se fait une excrétion de sable rouge très-abondante, dans l'urine.

Pendant le cours de l'année dernière, la digestion, déjà mauvaise depuis quelques temps, s'est accompagnée de crampes d'estomac violentes; puis, au mois de décembre dernier, d'accès véritables de coliques hépatiques, avec ictère et tous les symptômes caractéristiques. A la suite de ces crises, on a recueilli environ un cent de calculs hépatiques, durs, taillés à facettes, blanchâtres à l'extérieur, mais bruns intérieurement. Après les accès, le foie reste douloureux pendant quelques jours. — Depuis deux mois, ces accès ne se sont pas renouvelés. — Mme T*** a pris, à domicile, de l'eau de Vichy et le remède de Durande, pendant dix jours, chaque mois.

La malade a de l'embonpoint. La peau présente une teinte terreuse et subictérique très-marquée. — Varicosités de la face.

Le foie déborde à peine les fausses côtes. Rien aux poumons ni au cœur.

Légère déformation goutteuse des doigts et des orteils.

Pr. Eau Hôpital et Grande-Grille; de chaque, deux verres. Bain quotidien.

Le 13 juin. L'eau minérale est lourde à l'estomac; cependant, l'état général est meilleur, et la teinte de la peau s'est éclaircie. Mme T*** ne boit plus qu'à la Grande-Grille, qui est digérée plus facilement.

Le 16 juin. Les douleurs articulaires sont devenues intolérables, surtout la nuit. Mme T*** a la plus grande difficulté à marcher. Il n'y a aucun accident du côté des reins ou de l'estomac.

Le 20 juin. Les douleurs des pieds sont si vives, que l'on est forcé de suspendre le traitement et de réduire la quantité d'eau minérale. A cela près, la santé ne laisse rien à désirer.

Le 27 juin, Mme T*** quitte Vichy en bien meilleur état qu'à son arrivée.

Le 14 juin 1863. Mme T***, qui a commencé son traitement depuis une huitaine de jours, vient me trouver.

Depuis sa saison de l'année dernière, Mme T*** n'a eu qu'une seule crise de coliques hépatiques, il y a, de cela, trois semaines; cette crise n'a pas été très-forte et n'a duré que quatre heures. Il n'y a pas eu d'ictère à la suite, mais seulement de la teinte ictérique des urines. L'excrétion du sable urique a beaucoup diminué depuis l'année dernière; elle s'est montrée de nouveau en grande abondance depuis que la malade est ici. Les douleurs dans les orteils ont, au contraire, augmenté. Jamais ces douleurs n'avaient eu une intensité semblable à celle qu'elles ont eue cette année. Elles s'accroissent beaucoup par la marche qui est devenue difficile.

Mme T*** a été prise de diarrhée dès le début de son traitement; c'est ce qui l'a forcée à consulter le médecin, dont elle croit pouvoir se passer.

Pr. Suspendre le traitement. — Bols de diascordium et de sous nitrate de Bismuth, etc.

Le 27. Mme T***, que je n'ai revue qu'une fois, a pu reprendre son traitement. Elle a continué à souffrir des articulations, pendant toute la durée de la cure; un des pieds surtout a été le siége de gonflement et de douleurs très-vives.

Le 15 juillet 1864. — Mme T*** a été prise, il y a trois semaines, de douleurs de reins assez violentes pour l'obliger à revenir. Depuis l'année dernière, il n'y a eu que quelques douleurs sourdes du côté du foie. Mais les accidents du côté des voies urinaires (gravelle et douleurs rénales) ont été beaucoup plus forts que l'année précédente. Les douleurs articulaires ont diminué d'intensité.

La cure se termina cette fois sans accident, et Mme T*** put quitter Vichy en se disant améliorée, à tous les points de vue.

Nous savons que cette dame est revenue, cette année, faire une nouvelle saison ; elle a enfin réussi à achever sa cure sans être forcée de recourir à des conseils médicaux. Cette circonstance nous a empêché de connaître le résultat du traitement de l'année dernière.

Ces deux observations présentent, entre elles, des points de ressemblance frappants. Si elles ont été choisies parmi les faits nombreux où il existait de la lithiase urinaire, c'est en raison de l'existence simultanée de douleurs rénales et de douleurs hépatiques. Le plus souvent, en effet, l'excrétion de la gravelle urique ne donne lieu qu'à peu ou point d'accidents douloureux ; il y aura, du reste, plus d'une occasion d'en citer d'autres cas, dans le cours de ce travail. Ces observations présentent de l'intérêt à un autre point de vue, celui de la coïncidence d'accidents goutteux.

Rappelons encore sommairement le fait suivant, consigné dans Portal.

Obs. XII. (Extrait.) Après six mois de détention à la Bastille, le cardinal de Rohan dont la santé était parfaite avant son incarcération, fut pris de coliques hépatiques. L'exercice, l'usage de bains froids, un traitement émollient et dépuratif, amenèrent une amélioration sensible ; après une vingtaine de jours, et le malade rendit par les selles beaucoup de matières jaunâtres et concrètes que Portal considéra comme de véritables calculs biliaires. Pendant les quelques mois que le cardinal passa encore à la Bastille, il n'y eut plus de coliques ni de troubles de la digestion. Cependant, sur la fin de sa détention, il survint dans les membres et dans les articulations, des douleurs rhumatismales goutteuses ; pendant ces douleurs, et encore après, survinrent de nouvelles coliques. Ces coliques, différentes des premières, étaient de véritables coliques néphrétiques. « Ce qui justifia cette opinion » dit Portal « c'est que » M. le cardinal finit par rendre diverses petites pierres par les » urinaires et qu'on observa ensuite pendant longtemps un » dépôt sablonneux dans les urines ; ainsi les coliques hépa- » tiques, les douleurs arthritiques et rhumatismales, et ensuite » les coliques néphrétiques se succédèrent, ce qu'il n'est pas, » d'ailleurs, rare d'observer. »

A sa sortie de la Bastille, le malade soumis à un traitement prolongé, finit par guérir, après avoir rendu par les selles, plusieurs fois, de véritables calculs biliaires, et par les urines des graviers rouges et de substances sableuses, qui provenaient vraisemblablement des reins (1).

En présence des faits cités et des chiffres rapportés par nous, et par presque tous les auteurs qui ont écrit sur la matière, il est difficile de comprendre comment une coïncidence si fréquente a pu échapper à quelques médecins. Nous en avons cité, et il faut placer à côté d'eux Frerichs, dont la réputation en France est surtout fondée sur son traité des maladies du foie. Voici comment il s'exprime dans cet ouvrage :

» On ne saurait admettre comme démontrée l'exis- » tence d'une diathèse calculeuse biliaire, fondée, » comme la diathèse calculeuse urinaire, sur des ano- » malies dans les transformations des matériaux de l'or-

(1) Portal. Tr. mal. du foie. Page 431 et suiv.

» ganisme. Les concrétions biliaires se rencontrent avec
» les constitutions les plus diverses et leur formation
» dépend bien plus de troubles locaux que de causes gé-
» nérales. Leur coexistence avec des calculs urinai-
» res sur laquelle Baglivi, Bianchi, Fred. Hoff-
» mann, etc., etc., ont appelé l'attention, peut être
» considérée comme accidentelle. »

Ajoutons que l'auteur allemand ne cite aucune des
causes « toutes locales » qui détermineraient, selon
lui, la formation des calculs (1). Il se borne à indiquer les conditions d'âge, de sexe, etc., et à signaler
le cancer du foie et toutes les maladies des foies biliaires qui entravent l'excrétion de la bile (2).

Depuis la dernière édition de la traduction de son
livre où il soutenait encore la même opinion, il est
possible que Frerichs ait changé d'avis. Il est revenu, tout au moins, sur une assertion analogue,
relative à la coïncidence de la goutte articulaire et
des calculs biliaires. « J'adopte volontiers, écrit-il, à
» M. le docteur Willemin l'opinion que vous avez
» émise en opposition avec la mienne sur quelques
» points, particulièrement sur les rapports des cal-
» culs biliaires avec l'affection goutteuse. J'ai fait
» moi-même dans ces derniers temps des observations
» qui témoignent en faveur de la corrélation intime

(1) Voir plus haut la théorie chimique de la formation des calculs.

(2) Frerichs. Traité pratique des maladies du foie, traduit par MM. Duménil et Pellagot, p. 720, 721.

» des deux affections *(den innern Zusammenhang*
» *beider)* (1). »

Admettre cette corrélation pour la goutte, c'est l'admettre, implicitement, pour la lithiase urinaire.

B. *Rapports existant entre les coliques hépatiques et la goutte.*

Avant d'examiner les relations de la goutte avec les
coliques hépatiques, il est utile de déclarer que le mot
goutte est employé par nous dans son acception la plus
large, et non dans le sens restreint qu'on a voulu lui
imposer dans ces derniers temps.

En attribuant cette dénomination, exclusivement, à
la goutte tophacée, Garrod et après lui M. Charcot l'ont
détournée du sens que lui donnaient les anciens auteurs. Ces derniers ont, en effet, désigné sous le nom de
goutte chronique, la maladie qu'on a voulu en séparer
pour en faire une maladie spéciale, le rhumatisme chronique des petites articulations. Cette séparation ne
repose réellement que sur un caractère tout à fait arbitraire, la présence de l'acide urique, *en excès*, dans
le sang (2).

Lorsqu'il sera question des affections articulaires,
nous espérons arriver à prouver que les maladies dont
il s'agit ont entre elles les rapports les plus intimes,

---

(1) Revue d'hydrologie médicale, 30 avril 1869, p. 26.

(2) A l'état normal, le sang contient de l'acide urique en petite quantité.

qu'elles se comportent de même au point de vue des transformations morbides; qu'elles se transmettent d'une génération à l'autre, en revêtant les deux formes différentes; qu'enfin, elles ont cliniquement des traits de ressemblance tels, qu'il est impossible d'en faire deux maladies différentes.

Mais ce n'est point ici le moment de s'occuper de la question de l'identité de nature du rhumatisme et de la goutte chroniques. Il suffira d'avoir spécifié ce que nous entendons par le mot *goutte* qui comprend pour nous la goutte tophacée (goutte suivant Garrod), et le rhumatisme chronique des petites articulations (rhumatisme chronique *Charcot*), confondues par tous les auteurs anciens, sous le nom de goutte aiguë ou chronique, podagre, chiragre, etc., etc.

Nous disions, il y a un instant, qu'admettre la relation existant entre la goutte articulaire et la lithiase biliaire, c'était l'admettre implicitement entre celle-ci et l'affection calculeuse des reins. On pourrait renverser la proposition avec tout autant de raison; et, en effet, les rapports de la lithiase urinaire et de la goutte sont si intimes qu'il semble impossible de séparer nosologiquement ces deux affections.

Les affinités nombreuses existant entre ces trois états morbides, si différents par leur siége, ne pouvaient manquer de frapper l'esprit investigateur des anciens, moins disposés que les praticiens de ce siècle, à faire de l'anatomie pathologique le fondement de toute classification. Leurs ouvrages contiennent des remarques et des observations nombreuses où cette corrélation est signalée et nous pourrions citer des passages de Hoffmann, de Morgagni, de Baglivi, de Bianchi, de Portal, etc., etc., qui ne laissent aucun doute à cet égard. Nous citerons, comme fort intéressantes, les observations de Portal (*loc.*, *cit.*, p. 329, 331). Mais nous croyons devoir emprunter à Morgagni (1), une observation pleine d'intérêt à plus d'un point de vue :

Obs. XIII. (Résumé.) G. Corneli, évêque de Padoue, avait éprouvé pendant longtemps des douleurs de goutte articulaire, en même temps que des douleurs de reins, violentes avec expulsion de calculs urinaires. Les douleurs néphrétiques s'étaient calmées, mais il n'en avait point été de même des douleurs articulaires qui devenaient de jour en jour plus fréquentes et plus graves. A l'âge de 65 ans, le malade fut pris d'une inappétence complète et ensuite d'un paroxysme arthritique, et déjà la main droite et le poignet gauche avait commencé à se tuméfier, lorsqu'il reçut la nouvelle de la mort de son frère. Il en ressentit un violent chagrin, et non-seulement la matière arthritique cessa de se porter aux articulations, mais encore celle qui s'y portait, retourna dans les reins et produisit de l'anxiété de la région précordiale, de la difficulté de respirer et, en outre, d'une attaque soudaine dans laquelle on crut que la mort était imminente, à raison de l'anéantissement presque complet des fonctions du cœur et du cerveau.

Morgagni appelé en consultation, fut frappé du changement qui s'était produit dans les manières et dans l'aspect de son malade, et il en tira un mauvais pronostic. Le pouls était intermittent à des intervalles très-rapprochés. « Il était évi-
» dent, » ajoute-t-il, « que si la matière peccante n'était pas
» rappelée aux articulations, on ne pouvait pas le sauver. » Les

(1) Morgagni, De sedibus et causis, etc. Litt XXXVII.

moyens employés parurent d'abord produire de bons effets et l'on peut constater une amélioration légère dans l'état du pouls, le jour où le genou commence à se tuméfier de nouveau. « Mais bientôt la nature s'épuisant, tous les symptômes commencèrent de nouveau à empirer et le cardinal fut enlevé, après avoir présenté une gêne croissante de la respiration, des assoupissements et des convulsions des membres supérieurs et inférieurs. »

A l'autopsie, on trouva les reins plus volumineux que de coutume ; celui du côté droit qui égalait la grosseur de la tête, contenait onze calculs. Le rein gauche n'en contenait qu'un, comme les onze autres ce calcul était rameux. La vésicule du fiel ne contenait pas de bile ; les parois étaient réunies, elles se rompirent pour laisser sortir un gros calcul biliaire. Le tronc de la trachée artère avait les cartilages très-durs ; la même lésion se retrouvait dans les artères iliaques et dans l'aorte, où elle devenait d'autant plus sensible qu'elle s'éloignait davantage du cœur. A l'ouverture du crâne, outre la sérosité qu'il contenait, on remarqua un peu de mollesse du cerveau.

Dans les pages consacrées à *l'état du foie dans les affections arthritiques, rhumatismales, et à la phthisie hépatique qui leur succède souvent*, Portal rapporte treize observations de maladies du foie chez des gens goutteux, dont neuf avec autopsie. — Sur ces neuf observations, il y en a sept dans lesquelles on a constaté la présence de calculs biliaires ; dans deux des quatre cas cités et où la maladie s'est terminée par la guérison, il s'était produit des coliques hépatiques.

Les auteurs contemporains se bornent le plus souvent à signaler la co-existence accidentelle des deux affections.

M. le Dr F.-Dufresne (1) se contente de dire à ce sujet que l'on a vu souvent les calculs biliaires exister en même temps que la goutte. Il en cite quelques exemples, entre autres celui de Louis XVIII, et il ajoute que les femmes, assez peu sujettes à la goutte et à la gravelle urinaire, le sont beaucoup plus que les hommes à l'affection calculeuse du foie. — Parmi les observations rapportées par cet auteur, il en est une de Pujol, dont un passage se rapporte au sujet que nous traitons actuellement.

Il s'agit d'un individu dont Pujol obtint la guérison. « Depuis cette époque, dit-il, le sujet s'est bien porté, » à l'exception de quelques attaques de goutte qu'il a » essuyées de loin en loin, quoique avant la colique il » n'eût jamais eu aucune menace de goutte. » (F. Dufresne, *loc. cit.*, p. 433.)

M. le Dr Willemin se prononce de la manière suivante :

« *La gravelle urique et la diathèse goutteuse*, en » général, ne me semblent pas pouvoir être envisa- » gées comme causes de l'affection calculeuse du foie. » En effet, si dans bien des cas, telle ou telle mani- » festation de la goutte a précédé l'apparition des co- » liques hépatiques, l'inverse s'observe au moins aussi » fréquemment, ou bien encore les deux autres symp- » tômes apparaissent en même temps. D'un autre » côté, la fréquence soit de la concomitance, soit de » la succession des deux affections l'une à l'autre, est

(1) *Loc. cit.*, p. 148.

» telle qu'il me semble impossible de ne voir là que
» des phénomènes accidentels sans connexion entre
» eux. » (Willemin, *loc. cit.*, p. 50.)

Dans une autre partie de son travail, **M. Willemin**
exprime une opinion un peu différente : il partage
complétement l'avis de **M. F.-Dufresne**, d'après lequel cette réunion ne saurait être fortuite; car, malgré
la différence de composition des pierres biliaires et des
concrétions urinaires, les mêmes causes tendent à les
produire les unes et les autres, et l'on a vu souvent
les calculs biliaires exister en même temps que la
goutte.

Adoptant l'idée présentée par **M. Cl. Bernard** à titre
de probabilité, **M. Willemin** croit être en droit d'admettre que l'acide urique, *qui constitue la base, l'é-
lément chimique de la goutte*, est formée dans le foie.
Suivant lui, l'ingestion exagérée d'aliments azotés ou
d'aliments hydrocarbonés, l'oxygénation insuffisante
du sang produiraient l'oxide urique en excès, dans
le premier cas, et l'affection calculeuse dans le second, en admettant toujours la prédisposition à l'une
de ces affections.

Sans adopter l'opinion émise par notre honorable
confrère, nous prenons acte de la remarque suivante
dans l'alinéa suivant : « Ce que la théorie permet
» d'expliquer, l'observation clinique devait le faire
» supposer à l'avance, à ceux qui, comme nous à
» Vichy, sont en mesure de constater combien sont

» fréquentés, dans l'affection goutteuse, les altérations
» fonctionnelles ou organiques du foie (1).

Nous empruntons au mémoire de M. Willemin, l'observation suivante qui y porte le n° 57 (2).

Obs. XIV. *Coliques hépatiques suivies promptement de douleurs arthritiques et de coliques néphrétiques. — A la suite de deux cures les symptômes s'amendent, mais il se déclare, de temps à autre, de légères douleurs hépatiques, ou néphrétiques, ou articulaires.*

Une dame âgée de 49 ans, d'une constitution délicate, d'un tempérament biliaire et nerveux, fille d'un père atteint de coliques néphrétiques, ayant une sœur affectée d'arthrite goutteuse des mains, à la suite d'un chagrin profond occasionné par la mort de sa fille, perdit le repos et l'appétit ; la digestion devint pénible ; il se manifesta de temps en temps des douleurs à l'estomac et au côté droit du ventre. Il y eut même quelquefois des vomissements, joints à une constipation opiniâtre ; la malade s'affaiblit et devint d'un maigreur extrême.

Au mois de mars 1856, elle fut prise, tout à coup, de douleurs excessives dans le côté droit du ventre et à l'épigastre ; il se déclara un léger ictère ; le foie se tuméfia ; l'intestin se remplit de matières fécales durcies dont on ne parvint pas à le débarrasser. Les douleurs continuant, les calmants de tout genre, émollients, bains antispasmodiques, n'ayant produit aucun soulagement, je me décidai, m'écrivit M. le docteur Marie, d'Auxerre, malgré ma répugnance pour les évacuations sanguines chez un sujet aussi affaibli, à recourir aux sangsues. Appliquées en petit nombre et à plusieurs reprises, elles eurent un plein succès. L'intestin se vida, les digestions devinrent moins diffi-

(1) Willemin, *loc., cit.*, p. 127, 128.
(2) Willemin, *loc. cit.*, p. 156.

ciles , et après plusieurs rechûtes, accompagnées de douleurs plus ou moins vives et d'une pesanteur remarquable à l'anus , faisant toujours croire à une garde-robe prochaine, la convalescence s'établit. Au bout d'un mois, la tumeur de l'hypochondre, qui avait presque complétement disparu, se reproduisit pour disparaître encore et faire place à des douleurs dans les extrémités inférieures.

Le 7 août, à son arrivée à Vichy, la malade se plaignait de la lenteur de ses digestions. Elle accusait en outre des douleurs presque fixées à la plante des pieds et aux talons ; elle souffrait aussi des reins. Il existait à l'hypochondre droit une tumeur nettement limitée, dépassant de quatre travers de doigt le rebord costal, ayant une largeur à peu près semblable, à surface égale, arrondie, sensible à la pression ; je la considérai comme formée par la vésicule biliaire distendue. La langue était normale... A la fin de la cure, la tumeur avait diminué, ses douleurs aux pieds avaient disparu, l'état général s'était sensiblement amélioré.

L'hiver suivant, la malade n'eut plus de coliques hépatiques ; mais il se produisit un gonflement du foie avec fièvre. Elle éprouva aussi, pour la première fois, des coliques néphrétiques et les douleurs articulaires dans les pieds reparurent. A son retour à Vichy, le 7 juin 1857, elle accusait des douleurs dans les orteils et dans les talons. Le ventre était parfaitement souple ; le bord du foie dépassait à peine d'un travers de doigt le niveau des fausses côtes... La cure se passa sans accident.

Au mois d'avril 1861, M. le docteur Marie m'informa que « depuis son second séjour à Vichy, la santé de Mme *** était assez satisfaisante ; cependant elle éprouve, de temps à autre, quelques légères douleurs gastriques, hépatiques, quelquefois néphrétiques et même articulaires, mais elles sont peu intenses et de courte durée. »

Nous avons cité plus haut l'opinion de M. Durand-Fardel à propos de la lithiase urinaire : il est plus affirmatif encore à l'égard de la goutte. — Voici le passage en question :

« On voit, quelquefois, les coliques hépatiques appa-
» raître chez des goutteux : elles peuvent être fran-
» chement calculeuses; mais elles sont, selon moi,
» plus souvent, alors, d'une autre nature. Cependant,
» je ne crois pas que cette coïncidence soit assez fré-
» quente pour légitimer le caractère goutteux que
» beaucoup de médecins paraissent attacher aux cal-
» culs biliaires. On a pu voir précédemment que mon
» expérience personnelle n'était pas d'accord avec ce
» point de vue (1). »

Quelques lignes plus haut, M. Durand-Fardel déclare que « les coliques hépatiques calculeuses
» surviennent ordinairement chez des individus en
» bonne santé, et conservent un état parfait de sim-
» plicité pathologique. Mais je les ai vues liées, aussi,
» à certains états morbides que je dois mentionner
» ici. » (La lithiase urinaire de la goutte).

Il est impossible d'admettre l'opinion de notre confrère, et on comprend difficilement qu'il n'ait vu qu'une simple « coïncidence » survenant chez les goutteux. Nous avons cité plus haut une lettre de Frerichs, où il abandonne à peu près complétement l'opinion encore soutenue aujourd'hui par M. Durand-Fardel. Ajoutons que ce dernier appartient, par son éducation médicale à l'école anatomique, et que ses tendances

(1) Durand-Fardel, *loc. cit.*, p. 274.

paraissent être peu modifiées, à en juger par ses publications.

Parmi les auteurs modernes qui admettent l'origine diathésique des calculs hépatiques, il faut citer le docteur Kreysig :

« Dans la plupart des cas, dit-il, la production
» des calculs est le résultat d'une dyscrasie générale.
» C'est ce que prouvent les alternatives de goutte,
» d'affections hémorrhoïdales et calculeuses chez le
» même individu, et le passage de l'une de ces mala-
» dies à l'autre, chez le même sujet, à différentes pé-
» riodes de la vie (1). »

L'importance de la corrélation existant entre la goutte et les coliques hépatiques est fondée, pour nous, sur les résultats de onze années de pratique attentive. Elle se trouve confirmée par l'assertion de M. Kreysig auquel une longue expérience, sur un terrain où abondent, comme à Vichy, les malades atteints de lithiase biliaire, donne une autorité qui nous fait défaut.

En exposant, au début de ce volume, l'idée que nous nous faisons de l'arthritis, nous nous sommes expliqué sur la valeur des accidents articulaires. L'arthrite goutteuse a surtout attiré l'attention et paraît, en effet, appartenir à la même période de la diathèse que les accidents congestifs viscéraux. Les résultats de

____

(1) Kreysig, *loc. cit.*, p. 197.

notre pratique concordent avec cette opinion, et la forme goutteuse des manifestations articulaires de l'arthritis l'emporte, très-évidemment, en fréquence chez les individus atteints de coliques hépatiques, sur la forme rhumatismale (1).

Voyons, cependant, dans quelle proportion se rencontrent les accidents goutteux dans les 166 observations qui ont déjà servi pour l'étude de la lithiase urinaire. — Afin de compléter ce côté de la question, nous donnerons les résultats de l'étude de l'hérédité, chez ces malades, au point de vue de la goutte. Les malades dont nous possédons les observations avec quelques détails, peuvent se diviser en deux catégories principales.

La première comprendra les faits où il existait de la goutte, soit dans la famille, soit chez l'individu.

Dans la seconde, nous rangerons tous les cas où l'arthritis ne s'est point révélée par cette manifestation caractéristique. Nous nous en occuperons un peu plus tard, et nous verrons s'il est possible de ranger tous ces cas au nombre de ceux où la diathèse peut être mise en doute.

Les malades de la première catégorie se subdivisent ainsi :

---

(1) Répétons-le de nouveau, pour éviter toute équivoque : le mot de *goutte* est accepté par nous lorsque les malades s'en servent et que le contrôle est impossible. Nous donnons à ce mot le sens qu'il avait dans la pratique, avant les travaux de Garrod et de M. Charcot, qui ont (à tort selon nous) restreint le nom de goutte à la seule forme tophacée, etc.

a. — Malades nés d'un père ou d'une mère ayant été atteints de la goutte................... 37

Malades dont un aïeul ou une aïeule ont été atteints de la goutte...................... 8

Malades nés d'une famille goutteuse, sans que le degré de parenté soit indiqué (1)............ 15

Malades ayant un ou plusieurs parents (oncles, frères, sœurs) atteints de la goutte........... 9

——
69

Sur ces soixante-neuf malades, il y en a trente qui, à une époque quelconque de leur existence, ont été eux-mêmes pris de la goutte articulaire.

b. — Malades ayant été atteints de la goutte articulaire sans que l'existence de ces accidents dans la famille ait été notée........................ 26

Ainsi, sur une première catégorie de 95 individus, il n'y en a pas moins de 56 qui ont eu des manifestations de goutte ou de rhumatisme goutteux, et pour les trente-neuf autres, la disposition à ces affections se révèle à l'observateur par l'existence des circonstances héréditaires.

Le chiffre de 95 cas sur 166, pour les coliques hépatiques se rattachant, de près ou de loin, à la goutte articulaire, doit-il être accepté comme exact? Nous le croyons trop élevé. En effet, lorsque l'on ne peut prendre toutes les observations qui se présentent à

---

(1) Nous avons presque toujours employé, dans nos observations, les mots de « famille ou ascendants goutteux, » lorsque la plupart des membres de la famille étaient signalés comme ayant été atteints de la goutte.

vous, on choisit celles qui paraissent être les plus intéressantes. Il en résulte une tendance involontaire à recueillir les faits qui se rapportent aux questions que l'on cherche à élucider. Toutes les statistiques sont plus ou moins entachées de cette cause d'erreurs, et ne peuvent donner des résultats rigoureusement exacts.

Cependant et comme correctif, il faut remarquer 1°. que la plupart des observations citées dans la statistique précédente datent de la période de 1861 à 1865, c'est-à-dire à une époque où nous recueillions à peu près toutes les observations. 2°. Que les observations prises depuis 1865, l'ont été au début de chaque saison thermale, et indistinctement dans l'ordre d'arrivée des malades. 3°. Que sur le chiffre total de 166 observations citées, il n'y en a pas moins de 25 chez lesquels il n'existe aucuns commémoratifs héréditaires; et que même, chez quelques-uns, les renseignements sur la santé antérieure manquent. 4°. Que sur ces vingt-cinq malades, il n'y en a pas plus de cinq qui aient été eux-mêmes atteints de la goutte et qui soient compris au nombre des 26 malades goutteux sans traces d'hérédité dans la race. 5°. Enfin, nous retrouvons, dans notre mémoire, des faits très-nombreux de coïncidence goutteuse et qui ne font point partie des observations analysées.

Quoi qu'il en soit, nous avons une confiance trop limitée dans les résultats obtenus par les statistiques médicales, pour insister plus longtemps sur ce point. Tout ce que nous voulions établir, c'est la fréquence très-grande de la goutte chez les individus atteints de coliques hépatiques, et réciproquement, la tendance très-marquée à cette dernière affection chez les membres des familles goutteuses.

La forme de goutte qui se rencontre le plus communément chez l'individu atteint de coliques hépatiques, est la goutte chronique ayant pour siége les petites articulations. Les mains sont souvent affectées à un plus haut degré que les pieds, et cette circonstance n'a rien de surprenant, si l'on songe à la fréquence de la chiragre chez la femme, également prédisposée à la lithiase biliaire. Cependant, il est rare qu'il ne se soit point produit des douleurs du côté des orteils.

La goutte aiguë appartient probablement à une période moins avancée que l'arthritis; en tout cas, on ne la voit guère s'accompagner d'affections collatérales. Il semble que cette manifestation si complète dans son expression suffise pour épuiser l'action de la diathèse arthritique. Pareille remarque peut être faite à propos de la lithiase urinaire qui coïncide rarement avec la goutte aiguë. Dans les cas même où les coliques hépatiques succèdent directement à cette dernière manifestation, ce qui est assez rare, il se passe presque toujours un certain temps avant l'explosion des accidents viscéraux.

L'ordre dans lequel se succèdent les douleurs de goutte et les coliques hépatiques n'est pas toujours le même. Les accidents articulaires préexistent souvent, mais dans un certain nombre de cas, ils remplacent les crises hépatiques; rarement, alors, ils ont une grande intensité. Il est assez ordinaire, aussi, de voir des douleurs peu intenses de goutte chronique qui préexistaient à la manifestation hépatique, subir une recrudescence après la guérison de cette dernière affection : cette circonstance existait chez deux des malades dont nous avons rapporté les observations (Obs. X, XI).

Citons, comme exemples, quelques faits où les accidents se sont succédé dans un ordre différent.

Obs. XV. *Arthritis.* — *Goutte articulaire.* — *Coliques hépatiques.* — *Rhumatismes.* — *Calculs vésicaux.* — *Urticaire.*

Le 15 juin 1864, je suis consulté par M. X***. — Une lettre de son médecin, M. le docteur Marchand, de Soissons, le signale comme « un goutteux émérite qui a cessé de souffrir des ar- » ticulations pour être en proie à des coliques hépatiques. »

Un des frères du malade est goutteux. M. X*** est un grand et gros homme, d'un tempérament sanguin en apparence, âgé de 60 ans environ ; la face est couverte de varicosités. Calvitie prématurée.

En 1856 et en 1857, M. X*** a eu deux attaques de rhumatisme articulaire aigu ; la dernière a été marquée par les accidents du côté du cœur. Le diaphragme a été également envahi pendant la même crise. A une époque indéterminée, M. X*** a dû se rendre à Paris, pour consulter M. Leroy d'Etiolles père. Celui-ci constata l'existence d'une petite pierre dans la vessie, et proposa la lithotritie. Cette opération fut rejetée par le malade et *la pierre s'est dissoute* (sic). Quoi qu'il en soit, il n'en éprouve aucune incommodité, depuis très-longtemps.

X*** n'est ni hémorrhoïdaire, ni migraineux ; jamais d'accidents dyspeptiques ; — de temps à autre il y a excrétion de gravelle urique. Nous ajouterons que le malade est gros buveur, et qu'il a eu de l'urticaire à plusieurs reprises.

X*** avait eu à subir depuis plusieurs années des accès de goutte répétés, surtout dans les pieds, lorsqu'en 1859 et en 1860, il fut pris, subitement et sans accidents prodromiques du côté de l'estomac, de coliques hépatiques violentes, mais qui ne se sont jamais accompagnées d'ictère. X*** vint alors à Vichy et jusqu'à cette année (1865) il n'avait rien éprouvé, lorsqu'il fut repris, dernièrement, de coliques hépatiques. Ajoutons que depuis son voyage à Vichy, X*** ne s'était astreint à aucun traitement.

A l'examen, il est impossible de constater l'état du foie, le développement excessif de l'abdomen s'opposant invinciblement à toute exploration utile.

Le traitement thermal fut institué — (Grande-Grille et bains pris à Cusset.) — Après une huitaine de jours, je fus appelé, à plusieurs reprises, pour des coliques hépatiques. X*** partit le 13 juillet et depuis cette époque je n'en ai plus eu de nouvelles.

L'observation suivante, intéressante à plus d'un point de vue, va nous offrir un nouvel exemple de la préexistence d'accidents goutteux :

Obs. XVI. *Arthritis; — Goutte articulaire chronique; — Excrétion de gravelle urique; — Acne rosea; — Phthisie pulmonaire; — Coliques hépatiques.*

Madame X*** nous consulte le 24 juin 1865. Arrivée déjà à Vichy depuis dix jours, elle s'est baignée chaque jour et a pris l'eau de la Grande-Grille à dose modérée. Le matin même il s'est déclaré une crise de colique hépatique assez forte pour obliger Madame X*** à avoir recours à des soins médicaux.

Voici les renseignements obtenus : Madame X*** est fille d'un père atteint de la goutte à un très-haut degré, deux frères goutteux ; une sœur est affectée de névralgies ; une autre sœur est morte phthisique à 40 ans.

Pas d'hémorrhoïdes ; migraines pendant quelque temps. Il y a eu, à la face, plusieurs poussées très-fortes de couperose (acne rosea de nature arthritique). On en retrouve encore actuellement. L'urine laisse déposer une poussière rouge très-fine, qui colore les parois du vase de nuit ; la malade s'enrhume facilement.

Depuis huit ou dix ans, il est survenu des douleurs dans les grandes articulations, mais surtout au niveau des articulations des mains et des orteils. Aux mains, les articulations sont noueuses et presque ankylosées. Déformation moins marquée aux pieds.

Soignée l'année dernière à Vichy, par un de nos confrères, pour des coliques hépatiques qui s'étaient montrées depuis deux années environ, Madame X*** a eu, pendant le traitement thermal, plusieurs crises hépatiques qui ont continué, pendant quelque temps encore, après le retour à Paris. Cependant, l'hiver dernier a été bien meilleur que le précédent. A la suite des crises, on a, une fois, trouvé un calcul noir de cholesterine et de matière colorante.

Madame X*** est maigre, à figure anguleuse. L'examen du foie fait reconnaître un développement anomal du foie, qui dépasse les fausses côtes de plus de trois travers de doigt ; il est aplati, peu douloureux ; on ne sent pas la vésicule.

En examinant la poitrine avec soin, je constate une matité relative, évidente, de la moitié supérieure du poumon gauche. A ce niveau, on entend des craquements inégaux, et sous l'épine de l'omoplate, on perçoit les signes non douteux d'une caverne.

Madame X*** interrogée, répond que de tout temps elle s'est enrhumée facilement, qu'elle tousse à peine ; qu'elle n'a pas de fièvre, mais qu'il y a des sueurs nocturnes très-abondantes, surtout le matin. Enfin, si elle est beaucoup maigrie depuis plusieurs années, elle a un peu rengraissé l'année dernière. Il y a eu plusieurs hémoptysies ; la dernière date du mois de janvier.

Cœur normal ; digestions pesantes ; constipation habituelle combattue par des pilules de Bontius.

Madame X*** me déclare , *spontanément,* que les douleurs de goutte ont beaucoup diminué depuis qu'elle a des coliques hépatiques. Elle a observé un balancement remarquable entre ces deux affections.

Je fis suspendre, immédiatement, le traitement thermal, pour calmer d'abord les douleurs de la crise hépatique.

Le 26. Il est survenu encore un peu de malaise dans la soirée. Ce matin, la malade a pris une purgation qui l'a un peu fatiguée.

Le 27. Encore quelques douleurs du côté du foie. Hémoptysie peu abondante ; sous l'effet d'un bain, et d'une potion calmante avec une faible dose de digitale les accidents s'arrêtent.

Le 1er juillet , madame X*** quitte Vichy sur notre conseil. Il n'y a plus eu d'hémoptysie, mais nous ne pensons pas pouvoir reprendre utilement le traitement thermal.

Nous n'avons eu, depuis, aucuns renseignements sur cette malade.

Si les accidents goutteux cessent ou diminuent assez souvent sous l'influence des coliques hépatiques, il n'est pas rare de voir les douleurs de goutte subir une recrudescence évidente à la suite de la disparition des accidents hépatiques. On rencontre aussi des faits où les douleurs articulaires apparaissent, pour la première fois, à la suite de la guérison ou tout au moins de l'amélioration de la manifestation viscérale. Nous pourrions citer plusieurs malades chez lesquels il a été possible de prévoir et de prédire l'invasion d'une nouvelle série d'accidents. En voici deux où le mode de succession des manifestations arthritiques ne peut laisser aucuns doutes.

Obs. XVII. (Résumé.) *Arthritis : Pas d'antécédents goutteux dans la famille ; coliques hépatiques prises longtemps pour de la gastralgie ; disparition des accidents hépatiques après une première saison thermale. Accès de goutte aiguë ; puis alternatives d'accidents articulaires et hépatiques.*

Madame X***, âgée de 60 ans, m'est adressée en 1864 (29 juin) par M. le docteur Wannebroucq, de Lille.

Madame X*** ne signale aucune affection rhumatismale chez ses ascendants. Cependant, elle est accompagnée à Vichy par sa sœur qui est tourmentée depuis longtemps de crampes d'estomac (qui n'ont jamais été jusqu'à la vraie colique hépatique), et qui a eu dans les doigts et les orteils des douleurs de goutte bien caractérisées.

La malade a l'apparence de la bonne santé et un certain embonpoint. Elle n'est point hémorrhoïdaire, et n'a jamais expulsé de gravelle urique, à sa connaissance au moins. Jusqu'à l'âge de 30 ans, il y a eu des migraines. En outre, Madame X*** était très-sujette à des crampes dans les pieds, et elle a eu des douleurs de rhumatisme dans les genoux.

Depuis longues années (1852 au moins), Madame X*** a eu des troubles dyspeptiques, dénommés tantôt gastralgie, tantôt crampes d'estomac, et attribuées même à un squirrhe du pylore, lorsque M. le docteur Wannebroucq devenu son médecin, il y a quelque temps, crut reconnaître des coliques hépatiques. Des recherches furent faites, et on retrouva des calculs biliaires dans les selles.

La dernière colique hépatique date du mois de février de cette année, et a été suivie d'un ictère de 48 heures. Les crises se terminent en général brusquement, après une durée qui parfois ne dépasse pas dix minutes. Il y a eu des vomissements et la douleur de l'épaule droite. La malade éprouve en outre, assez souvent, une douleur pulsative dans l'hypochondre droit.

Les digestions sont difficiles, il y a de la constipation habituelle. Depuis l'hiver dernier, Madame X*** tousse un peu.

A l'auscultation on trouve quelques râles sibilants disséminés. Le cœur paraît être sain ; le foie peu douloureux, déborde un peu le rebord des fausses-côtes.

Madame X***, soumise au traitement ordinairement prescrit pour les coliques hépatiques, passa 23 jours à Vichy. Elle eut à y supporter quelques recrudescences des accidents hépatiques.

Revenue à Vichy le 29 juin 1865, cette dame nous apprend que, depuis sa cure thermale, elle n'a plus eu de coliques hépatiques ni de gastralgie ; les digestions sont redevenues meilleures, seulement elle a été prise il y a un peu plus de deux mois, d'une violente attaque de goutte occupant principalement les pieds et qui est passée à l'état subaigu.

Un traitement très-anodin fut institué, et Madame X***, après quelques alternatives de douleurs articulaires, put quitter Vichy, après y avoir séjourné une vingtaine de jours, dans un état bien meilleur qu'à son arrivée.

Nous avons revu Madame X*** en 1867. Depuis 1865, elle a passé deux hivers assez bons. Cependant, il y a eu encore des douleurs occupant alternativement le foie et les articulations des pieds. Mais il n'y a plus eu de crises violentes viscérales ou hépatiques ; les accès ont été bien moins intenses que par le passé. C'est à peine si l'intervention du médecin a été quelquefois utile.

Madame X*** nous paraît avoir maigri, elle se trouve bien cependant, et prétend se porter depuis une quinzaine de jours, mieux qu'elle ne l'a jamais fait (1).

Obs. XVIII. (Résumé). *Arthritis. Douleurs rhumatismales ; coliques hépatiques ; goutte chronique survenant consécutivement.*

Madame X***, âgée de 42 ans environ, m'est adressée par M. le docteur Contour, le 7 juin 1864.

____

(1) Nous venons d'avoir des renseignements sur cette malade dont la santé a été satisfaisante depuis 1867. (Note de 1870.)

Impossibilité, à peu près absolue, d'obtenir des renseignements sur l'hérédité.

Il n'y a pas eu de migraines réelles, mais des maux de tête fréquents. Douleurs de rhumatismes revenant assez souvent et pour lesquelles la malade a été inutilement à Plombières.

En 1863, Madame X*** a été soumise à des fatigues excessives, morales et physiques, occasionnées par des maladies très-graves dont ont été atteints successivement trois de ses enfants. Alors elle éprouva des douleurs épigastriques violentes attribuées par le médecin qui soignait alors Madame X*** à de la gastralgie. — La chose en était là, lorsqu'à la fin du mois de mars dernier, la malade, momentanément à Paris, fut prise subitement, pendant la nuit, d'une violente colique hépatique de douze à quinze heures de durée. Il n'y eut point d'ictère consécutif, bien que le foie fût resté douloureux pendant quelques jours. Cependant, à la suite de cette crise, les urines prirent une teinte de bière foncée. M. le docteur Contour diagnostiqua une colique hépatique et prescrivit une saison à Vichy.

Madame X*** resta dans cette localité jusqu'au 11 juillet. Elle y suivit régulièrement une cure, qui ne fut interrompue que par de violentes douleurs de reins. Vers la fin du traitement, une légère bouffissure œdémateuse des pieds disparut ainsi que tous vestiges de douleurs hépatiques. Madame X*** accusait, seulement, un peu de fatigue générale.

Le 28 mai 1865, Madame X*** revient à Vichy. — A la suite du traitement de l'année dernière, elle aurait été un peu fatiguée pendant un mois, puis elle s'en serait très-bien trouvée.

Il n'y a plus eu de crises jusqu'au mois de mars dernier. A cette époque, il y eut un malaise subit qui dura 5 ou 6 heures, puis tout rentra dans l'ordre. — Au 15 mai, nouvelle crise; cette fois, les douleurs furent un peu mieux marquées, il y eut des nausées et même des vomissements.

Mais si Madame X*** s'est sentie mieux au point de vue de la santé générale et de l'état du foie et de l'estomac, elle a éprouvé des douleurs assez vives dans les articulations phalangiennes des doigts, sans fièvre ni phénomènes d'acuité. — Il s'est formé des nodosités très-marquées, surtout au niveau des premières et deuxièmes phalanges, du pouce et de l'index. Il n'y a rien eu aux pieds.

Soumise à l'administration de l'eau de Vichy à doses modérées, la malade éprouva, du 2 au 6 juin, un peu de malaise fébrile et de répugnance pour l'eau. — A partir de ce moment, le traitement fut bien supporté jusqu'au 20 juin.

Madame X*** revint encore en 1866. — Les crises hépatiques n'avaient pas reparu, mais l'état des articulations n'était pas meilleur, et la déformation semblait avoir fait des progrès (1).

Il serait facile de multiplier les exemples des combinaisons de la goutte et des coliques hépatiques. Les quelques faits qui viennent d'être rapportés suffiront comme exemples : chaque médecin trouvera d'ailleurs, à tout instant, dans la pratique, l'occasion de s'assurer de l'exactitude de nos assertions sur la fréquence de la goutte chez les individus atteints de coliques hépatiques, ou tout au moins chez les divers membres de leurs familles ; mais, pour se livrer à l'étude de ce point si intéressant de pathologie, il ne suffit pas d'examiner la santé des malades au moment où ils nous consultent pour des coliques hépatiques. A ce moment-là, nous ne nous lasserons pas de le répéter, la goutte existe rarement, l'affection hépatique suffit à la manifestation de la diathèse, et toutes les affections collatérales disparaissent ou s'effacent au point de ne plus attirer l'atten-

(1) Nous avons appris depuis que Madame X*** avait été atteinte de nouveau en 1869 d'une colique hépatique et que son nouveau médecin l'avait envoyée à Carlsbad.

tion des malades et du médecin. Il faut donc tenir compte, dans un interrogatoire attentif, de tous les faits pathologiques antérieurs; et on arrivera ainsi, avec un peu de persévérance, à établir la filiation des divers accidents qui ont précédé l'explosion des coliques hépatiques.

Lorsqu'on examine les faits de près, il est impossible de n'être point convaincu que la lithiase biliaire, la lithiase urinaire et la goutte sont des affections congénères et ayant une signification pathologique à peu près égale. Cependant l'arthritis ne se manifeste pas seulement par les affections que nous venons de nommer. Et si les coliques hépatiques sont réellement un des états pathologiques placés sous la dépendance de cette diathèse, on doit retrouver chez les individus qui en sont atteints, les autres manifestations arthritiques : c'est là ce qui nous reste à examiner.

C. — *Rapports entre les coliques hépatiques et diverses autres manifestations arthritiques.*

Après la lithiase urinaire et la goutte, les affections arthritiques que l'on rencontre le plus ordinairement, à côté des coliques hépatiques, sont : le rhumatisme, l'asthme, et les arthritides les plus communes, telles que l'eczema, l'acne rosea, l'urticaire; nous ne citerons que pour mémoire, les migraines, si fréquentes chez les malades dont il est question, les coryzas diathésiques, les hémorrhoïdes, l'intertrigo chronique, etc. Ces manifestations se rattachent à l'arthritis, et ne

présentent rien de spécial aux individus atteints de lithiase biliaire. Nous avons déjà signalé la disparition,
ou tout au moins, la diminution presque constante des
migraines au moment de l'apparition des coliques hépatiques. Ajoutons qu'il n'est pas commun de voir
reparaître les migraines après la guérison de la manifestation hépatique. Pareil fait s'observe pour les coliques néphrétiques.

Contentons-nous aussi de signaler la fréquence de
la phthisie pulmonaire, soit chez les individus atteints
de coliques hépatiques, soit chez leurs proches. L'é-
tude de la phthisie arthritique est à peine ébauchée et
mérite d'être examinée de plus près. Les coliques hépatiques sont rares chez les scrofuleux vrais ; dans les
quelques faits de cette espèce que nous avons vus, les
individus atteints étaient plutôt sous l'influence d'un
lymphatisme exagéré que sous celui de la scrofule
proprement dite. La rareté de la scrofule et la fréquence relative de la phthisie pulmonaire, concurremment avec les coliques hépatiques, militent fortement
en faveur de l'existence de plusieurs formes de phthisie pulmonaire.

a. — *Du rhumatisme*. — Toutes les fois qu'on
cherche à établir la fréquence du rhumatisme comme
cause d'une maladie quelconque, on se heurte à des
difficultés de plus d'une espèce.

En premier lieu, et M. Pidoux a déjà signalé ce
fait, ce mot rhumatisme est devenu, dans le langage
des malades, synonyme de douleur, et ils confondent,

sous ce nom, toutes les affections douloureuses qui ont pour siége les articulations et les masses musculaires. Pour n'en donner qu'un seul exemple se rattachant à notre sujet : les douleurs de l'épaule droite et du dos, si fréquentes dans la lithiase biliaire, sont souvent désignées par le nom impropre de rhumatisme., et si l'on n'y faisait attention, on pourrait y être trompé.

.Cette difficulté n'existe pas pour la forme goutteuse, qui répond pour tout le monde à une série d'accidents mieux caractérisés. Aussi, avons-nous cru pouvoir accepter la désignation de goutte, lorsque les malades y emploient ce mot sans qu'il soit possible d'en vérifier l'exactitude, d'autant plus qu'ils ont, en général, une certaine répugnance à admettre cette maladie, qui implique à leurs yeux une altération du sang.

Il faut encore distinguer, si l'on peut, entre les formes rhumatismales aiguë et chronique ; puis, se mettre au courant de l'intensité des affections rhumatismales, et des circonstances dans lesquelles elles se sont produites. C'est ainsi, par exemple, qu'une ou plusieurs attaques de rhumatisme articulaire aigu auront une tout autre signification que quelques douleurs rhumatoïdes survenant chez des individus qui ont été exposés pendant longtemps aux intempéries des saisons.

On a fait, aussi, de là fréquence même des affections rhumatismales une objection contre leur signification pathologique. Nous retrouvons cette objection dans le mémoire de M. Willemin, qui la formule implicitement ainsi (1) :

« L'affection rhumatismale est si fréquente, qu'on
» pouvait s'attendre à la rencontrer comme complica-
» tion de l'affection calculeuse du foie. Sans se mon-
» trer aussi souvent que la précédente (2), cette asso-
» ciation morbide n'est pas rare. »

Mais de ce qu'une maladie est commune, il ne s'ensuit nullement qu'on doive lui refuser toute importance dans le tableau de la santé antérieure des malades ou de sa race. D'ailleurs, il est moins rare qu'on ne le pense de rencontrer des familles où le rhumatisme ne se montre pas, tandis que d'autres, placées dans des circonstances identiques en apparence, sont atteints avec la plus grande facilité de manifestations rhumatismales, à un âge où il semble que les causes du rhumatisme n'aient pu encore avoir une grande action.

Il est très-fréquent de trouver des arthritiques qui ont été atteints de rhumatisme jusqu'à une certaine époque de leur vie, et qui présentent ensuite des accidents de goutte aiguë ou chronique.

Il est, également, assez ordinaire de rencontrer des hommes ayant été atteints de goutte aiguë et leurs sœurs de rhumatisme articulaire ; c'est même là un des arguments que l'on peut invoquer en faveur de l'identité d'origine de ces deux affections. Enfin, on voit

______

(1) Willemin, *loc. cit.*, p. 159.
(2) La goutte.

assez souvent des pères goutteux dont les enfants sont atteints de rhumatisme, *et vice versa.*

Reprenant les 166 observations qui nous ont déjà servi pour l'étude des rapports existant entre la goutte et les coliques hépatiques, nous trouvons que sur les 71 malades qui n'ont jamais eu la goutte, ou qui n'en ont point dans leur famille, il y en a 21 qui ont été atteints de rhumatisme aigu ou chronique, 8 qui ont au moins un de leurs ascendants (père ou mère) rhumatisants, et 3 dont le frère, la sœur ou le fils ont été atteints de rhumatismes. En tout, 52 individus.

Ainsi, sur 166 individus atteints de coliques hépatiques, il n'en est pas moins de 127 qui ont présenté, ou dont les proches parents ont présenté, des affections articulaires (goutte ou rhumatisme).

Dans le fait suivant, qui fournit une série remarquable d'accidents arthritiques, les coliques hépatiques succédèrent à une attaque de rhumatisme articulaire aigu. Cette particularité est assez rare pour nous engager à publier l'observation de cette malade, bien que son histoire soit restée incomplète.

Obs. **XIX.** *Arthritis. Rhumatismes articulaires aigus. Affection cardiaque. Phthisie pulmonaire. Coliques hépatiques.*

Mme X***, âgée de 40 ans, m'est adressée, le 3 juillet 1863, par M. le docteur Cazalis : sa mère est morte en couches, son père a succombé à une affection hépatique (probablement cancéreuse); il avait eu plusieurs jaunisses pendant sa vie. — Aïeule paternelle morte d'un cancer du sein. — Une tante paternelle très-goutteuse. — La malade a perdu quatre frères ou sœurs; trois sont morts enfants; le quatrième vient de succomber à la phthisie pulmonaire. Il lui reste deux frères, dont l'un a là poitrine délicate.

Dans sa jeunesse, Mme X*** a été chlorotique, hystérique et cataleptique. — Depuis l'âge de 15 ans (c'est-à-dire, treize ans *avant* l'invasion des premières douleurs de rhumatismes), elle a été traitée pour une affection du cœur, et on me remet une consultation de M. le docteur Bouillaud, constatant une lésion d'orifice et une hypertrophie cardiaque.

À une époque indéterminée, Mme X*** a également eu des symptômes de phthisie pulmonaire, et M. Louis a constaté dans une consultation qui m'est également soumise l'existence de tubercules ramollis au sommet droit.

Depuis l'année 1851, il s'est produit des douleurs de rhumatismes dans les genoux, et depuis cette époque il y avait eu, de temps en temps, quelques douleurs articulaires, lorsque, l'année dernière, la malade fut soignée à la maison municipale de santé, pour une attaque de rhumatisme articulaire aigu, qui se compliqua d'une pneumonie double. — Pendant le séjour à la maison de santé, des crampes d'estomac, qui existaient depuis un an environ, changèrent de nature, et il survint de véritables coliques hépatiques, à la suite desquelles il y eut expulsion de calculs hépatiques. — Ces coliques se sont reproduites cinquante ou soixante fois depuis l'année dernière. Deux fois, seulement, il y a eu de l'ictère.

Nous constatons l'existence d'une lésion valvulaire occupant, probablement, l'orifice mitral; hypertrophie consécutive. Essoufflement qui augmente beaucoup quand la malade se met dans le bain ou se livre au moindre effort musculaire. Légère enflure des malléoles, le soir.

Il existe, également, des signes non douteux d'une lésion tuberculeuse, prédominant au sommet droit. — Le foie déborde les fausses côtes de trois travers de doigts. — La malade est émaciée.

Là s'arrêtent les renseignements recueillis par nous sur ce

fait, mais nous avons le souvenir que la malade put, avec de grandes précautions, suivre à Vichy un traitement thermal, qui ne donna lieu à aucun accident, autre que quelques recrudescences de coliques hépatiques. Nous n'avons plus eu de nouvelles de Mme X*** depuis cette époque.

Il est plus commun de voir des coliques hépatiques succéder à des douleurs rhumatismales non fébriles, ou de voir celles-ci se produire à la suite de l'amélioration ou de la disparition des coliques hépatiques. Cependant, et surtout dans ce dernier cas, la fréquence de la goutte chronique est beaucoup plus grande.

b. — *De l'asthme.* — L'asthme est certainement une affection peu commune et qui doit être plus rare encore à Vichy, à cause de la répugnance qu'éprouvent un certain nombre de médecins à envoyer à cette station thermale les individus atteints de maladies de l'appareil respiratoire.

Cependant, l'existence de l'asthme chez les individus atteints de coliques hépatiques ou chez différents membres de leur famille, est loin d'être un fait exceptionnel. Il n'est pas d'année où nous n'ayons l'occasion de rencontrer des malades ayant présenté ou présentant encore des accidents d'asthme vrai, et dans la majorité du cas, le traitement, destiné à combattre l'affection hépatique, agit également bien contre l'asthme.

A côté de ce résultat, il faut cependant placer des individus qui sont obligés de suspendre le traitement thermal à cause de l'aggravation des désordres respiratoires (1).

En voici un exemple :

Obs. XX. *Arthritis : Asthme ; gravelle urique ; coliques hépatiques.*

Madame X*** m'est adressée par M. le docteur M. Raynaud ; c'est une forte et robuste femme de 61 ans. Les circonstances héréditaires qu'elle nous fournit sont fort intéressantes :

Hérédité : Le père, d'une très-robuste constitution, n'a eu qu'une seule attaque de goutte qui fut d'une violence et d'une longueur extraordinaire. Cette attaque ne se renouvela pas, mais M. X*** devint asthmatique et catarrheux à un haut degré ; la mère a eu des coliques hépatiques pour lesquelles elle a été soignée, à Vichy, par le docteur Prunelle ; un frère unique a eu des migraines toute sa vie ; migraines nerveuses qui constituent chez lui une véritable maladie (sic) ; une nièce (fille du précédent) est morte à 18 ans d'une phthisie pulmonaire ayant succédé à une attaque de rhumatisme articulaire aigu ; une fille a succombé à l'âge de 12 ans à une maladie du cœur, à la suite d'un rhumatisme articulaire aigu.

Madame X*** n'a jamais eu de douleurs articulaires, mais elle était déjà asthmatique à l'époque où elle a accompagné sa mère à Vichy, et M. Prunelle lui conseilla le Mont-Dore.

Depuis neuf ou dix ans la malade a vu les accidents d'asthme augmenter. Elle est prise la nuit, et tout-à coup, de suffocations ; il lui semble qu'une main lui comprime la gorge. — Mais, le jour comme la nuit, la respiration est difficile, surtout s'il y a de l'humidité, ou si Madame X*** fait le moindre effort. La respiration devient sifflante. — Ces accidents se montrent principalement au mois de juin de chaque année ; l'hiver, par le froid, la malade jouit d'un repos relatif.

(1) Nous reviendrons sur cette particularité en parlant du traitement.

Tous les six mois environ, et cela depuis deux ans à peu près, Madame X*** est prise d'un accès de coliques hépatiques. Ces accès ont été toujours en augmentant de violence et de durée. Le dernier a eu lieu au mois de mars, et a été, pour la première fois, suivi d'ictère. — L'accès n'a duré qu'une heure, mais a été atrocement douloureux.

Il n'y a eu jamais ni hémorrhagie ni migraine. — Gravelle urique. — Prurit anal. — Digestions parfaites, un peu de constipation.

Lorsque je suis appelé, il y a de l'essoufflement. — La poitrine est pleine de râles sibilants et ronflants qui couvrent le murmure vésiculaire. — Légère hypertrophie du cœur. — On applique avec succès, tous les 6 mois environ, un vésicatoire volant sur la région précordiale.

L'embonpoint m'empêche de constater d'une manière certaine, l'état du foie.

Malgré la précaution de ne prescrire qu'une petite quantité d'eau minérale et d'y faire mélanger une solution d'arséniate de soude, à dose de plus en plus forte, l'aggravation de la dyspnée ne permit pas de continuer le traitement au-delà d'une dizaine de jours, et je donnai à Madame X*** le conseil de quitter Vichy, conseil qui fut suivi.

En regard de cette observation, nous en pourrions publier plusieurs, où le traitement thermal eut les meilleurs effets au double point de vue des coliques hépatiques et de l'asthme. Chez la malade dont nous venons de publier l'histoire, il est possible qu'il existât une lésion du tissu du cœur qui jouait un certain rôle dans les désordres respiratoires : il est probable, cependant, que les orifices étaient sains, car on ne percevait aucune trace de souffle cardiaque.

Si nous interrogeons la série d'observations qui nous

a déjà servi pour les autres manifestations arthritiques, nous obtenons, sur le chiffre de 166 malades,
les résultats suivants :

Malades ayant été atteints d'asthme......... 7

Malades ayant au moins un de leurs ascendants
atteints d'asthme........................... 5
                                          ____
                                           12

Cette proportion de 7 malades sur 166 est très-
élevée, si l'on songe à la rareté assez grande de
l'asthme vrai; nous croyons cependant qu'il est encore trop faible, car une partie des observations
citées a été recueillie à une époque où la fréquence
de l'asthme, chez les individus atteints de coliques hépatiques, ne nous avait point encore frappé, et l'année qui vient de s'écouler (1869), nous donnerait une
proportion beaucoup plus forte.

Il est un symptôme qui existe assez souvent chez les
arthritiques, et en particulier chez les individus atteints de lithiase biliaire : c'est la gêne de la respiration accompagnée d'un malaise nerveux qui s'empare
de quelques individus, lorsqu'ils sont placés dans un
bain, dans un appartement clos, ou même à l'air
libre, s'ils sont au milieu de la foule. Ce malaise nous
paraît être de même nature que l'asthme; cependant, nous n'avons point compté au nombre des
asthmatiques les individus chez lesquels ce symptôme
nous a été signalé. Cette particularité mérite d'être
étudiée plus attentivement, avant que l'on puisse
se prononcer avec un certain degré de certitude, et
nous nous proposons de le faire.

c. — *Arthritides.* — « Plusieurs personnes des
» deux sexes, affectées de coliques hépatiques calcu-
» leuses, portaient des eczemas chroniques ou des
» psoriaris. Je n'ai pu reconnaître de liaison entre la
» maladie cutanée et les manifestations calculeuses :
» je dois me contenter de signaler ces faits (1). »

Cette phrase donne une idée très-insuffisante de
l'importance des affections cutanées, et surtout de
leur fréquence, chez les individus atteints de coliques
hépatiques.

Parmi les affections cutanées communes chez ces
malades, on doit compter l'acne rosea arthritique et
l'urticaire. Ces deux manifestations arthritiques sont
certainement beaucoup plus communes que le psoriasis et ne le cèdent en fréquence qu'à l'eczema arthritique dont nous n'avons pas à rappeler ici les caractères.

Nous allons retrouver encore ici la loi sur laquelle
nous avons plusieurs fois insisté dans le cours de ce
travail. Ce n'est point au moment même où l'affection
hépatique existe dans toute sa gravité qu'il faut s'attendre à rencontrer les arthritides. — A l'exception,
peut-être, de l'eczema et surtout de l'intertrigo chronique, et dans des cas rares du psoriasis, il y a plutôt
diminution dans l'intensité des accidents cutanés au
moment où se produisent les coliques hépatiques. C'est
ce qu'on observe souvent pour l'acne rosea, et même
pour l'urticaire chronique, bien que cette dernière af-

(1) Durand-Fardel, *loc. cit.*, p. 575, t. II.

fection, si rebelle quand elle a acquis droit de domicile, exclue quelquefois toute autre manifestation arthritique.

Mais, si l'on voit les arthritides disparaître souvent ou s'atténuer au moment où se manifeste la lithiase biliaire, il suffit d'interroger les malades, à ce point de vue, pour acquérir la certitude de leur fréquence et pour suivre la série des transmutations successives.

Quelquefois, au contraire, on voit apparaître la manifestation cutanée après la disparition ou tout au moins l'arrêt de l'affection hépatique. Nous pourrions citer, ici, plusieurs cas où il s'est produit un peu d'acne rosea à la suite de la disparition des accidents lithiasiques. Chez quelques malades, cette affection existait d'ancienne date, et avait cessé au moment de l'apparition des coliques hépatiques. Chez d'autres, au contraire, la manifestation cutanée se montrait pour la première fois.

Nous étudierons peut-être plus tard les arthritides au point de vue spécial du traitement thermal à Vichy. Les travaux si remarquables de M. le Dr Bazin ont répandu sur ces affections de si vives clartés, que l'on ne peut mieux faire que d'y renvoyer le lecteur.

Les arthritides se rattachent, au même titre que les coliques hépatiques, à une cause morbigène générale, et nous nous bornerons à signaler leur existence fréquente chez les individus atteints de lithiase biliaire.

Cette circonstance est un nouvel argument en faveur de la nature arthritique de l'affection du foie qui nous occupe. Une origine commune, tel est le seul lien qui relie ces deux manifestations, si dissemblables par leur siége et par leur forme.

Nous ne pousserons pas plus loin l'étude des manifestations arthritiques collatérales des coliques hépatiques. Les rapports existant entre toutes ces affections ne peuvent être utilement établis que sur des faits en nombre considérable, et dans un travail portant sur l'arthritis dans son ensemble. Ce qui vient d'être dit suffira pour fixer l'attention de nos lecteurs sur les faits analogues qui se rencontrent, à chaque pas, dans la pratique.

APPENDICE.

L'idée que nous nous faisons de la lithiase biliaire et des coliques hépatiques, ressort assez clairement de ce qui précède, pour que nous puissions, en quelques pages, résumer nettement les données théoriques sur lesquelles nous basons le traitement de cette affection, avant d'exposer l'ensemble des moyens de curation qui nous ont toujours semblé les plus efficaces.

Un premier fait paraît indubitable, c'est la rareté du cas où l'on peut considérer la lithiase biliaire comme une entité morbide, ou, en d'autres termes, comme une maladie isolée dans l'organisme, tirant son origine de circonstances accidentelles.

Les faits protestent contre une semblable opinion, et il suffit de les examiner de près pour que le doute, à cet égard, soit impossible. Il est très-rare de ne pas constater chez les malades l'existence de la diathèse arthritique, se révélant, soit par le cachet spécial qu'elle imprime à l'individu et par ses premiers phénomènes pathologiques (indices si peu sérieux, qu'ils méritent à peine ce nom), soit par une série d'affections dont la nature est incontestable.

C'est au groupe des affections arthritiques que la lithiase biliaire et les coliques hépatiques appartiennent dans la grande majorité des cas. Si quelques faits semblent échapper à cette loi, il ne faut pas trop se hâter de rejeter l'existence de la diathèse, dont les coliques hépatiques ne sont peut-être que la première manifestation. Il se produirait alors ce que l'on observe de temps à autre, lorsque la pleurésie ou l'affection cardiaque précèdent les manifestations articulaires du rhumatisme.

Mais, l'existence exceptionnelle de faits contradictoires n'est point un argument valable contre l'opinion que nous soutenons. Les modifications qui sont produites dans le foie et dans les conditions de la circulation de cet organe, par la diathèse arthritique, ne peuvent-elles se montrer en dehors de toute cause diathésique? Rien n'autorise à affirmer le contraire, surtout si l'on n'admet point la spécificité de la diathèse.

Un deuxième ordre de preuves s'appuie sur les cas nombreux où l'on voit les coliques hépatiques précéder ou remplacer des manifestations arthritiques différentes, soit chez l'individu, soit dans sa famille.

Nous en avons rapporté un certain nombre, et il est facile de s'assurer de la fréquence de ces faits par les résultats de la pratique civile et par la lecture des observations recueillies à une époque où la transformation des états morbides n'était point reléguée dans le royaume des fantasmagories nées d'une imagination médicale trop crédule.

Comment ne pas admettre une connexité entre des affections qui alternent, qui se substituent les unes aux autres, quelquefois à bref délai, et qui semblent, pour nous servir de l'expression pittoresque de Baumès, satisfaire aux mêmes besoins de la vie végétative?

En anticipant sur le contenu du chapitre suivant, nous devons signaler une autre circonstance, moins convaincante sans doute, mais qui nous a souvent frappé. C'est la similitude de l'action médicatrice de l'eau de Vichy contre les coliques hépatiques et la goutte aiguë.

D'une façon générale, il est très-remarquable que le traitement thermal agisse principalement sur les affections qui forment le groupe morbide auquel on a donné le nom de maladies arthritiques. Manifestations articulaires, cutanées, viscérales, de l'arthritis, toutes subissent à un haut degré l'influence d'une médication presque identique et dont l'agent principal est le même.

Ce fait vient corroborer l'opinion de M. le docteur Bazin, qui a indiqué les alcalins comme le remède spécifique des affections arthritiques. Malgré les objections sérieuses qu'on peut faire à l'existence des médicaments spécifiques, quels qu'ils soient, on doit reconnaître combien l'opinion d'un praticien aussi éminent mérite d'être prise en considération.

Quoi qu'il en soit, le mode d'action bon ou mauvais (là n'est point la question), de la médication thermale de Vichy, est à peu près identique contre toutes les manifestations arthritiques. C'est presque toujours par un retour à un état aigu et par des phénomènes critiques plus ou moins prononcés, que la guérison est obtenue. C'est ce qui a lieu tout particulièrement pour les coliques hépatiques et pour la goutte aiguë (1). Avec des résultats définitifs tout à fait différents, la médication paraît agir de même, et la similitude d'action dénote jusqu'à un certain point l'identité de nature des affections auxquelles ce traitement s'adresse.

Nous n'en dirons pas plus sur une question qui trouvera sa place ailleurs; mais malgré notre vif désir d'arriver au traitement qui est la partie la plus importante de notre travail, il est indispensable de nous arrêter à une ou deux objections que nous avons entendu formuler.

L'une de ces objections s'adresse à la réalité de

(1) Dans l'un et l'autre cas, les crises se produisent avec une facilité qui rend quelquefois le traitement très-difficile.

l'existence de la diathèse arthritique. Nous ne nous en serions point occupé ici, si l'on n'y trouvait la raison qui a fait rejeter, par un bon nombre d'hommes de talent, la connexité des coliques hépatiques et des affections goutteuses.

Les adversaires de la diathèse arthritique appartiennent, pour la plupart, à deux écoles, différentes en apparence, identiques en réalité. L'une est l'école anatomique ancienne pour laquelle la lésion grossière était toute la maladie; l'autre appelant à son secours les moyens d'investigations les plus puissants, va rechercher au fond de nos tissus les altérations de structure les plus intimes; expérimentation physiologique, chimie, physique, elle met tout en œuvre pour arriver à une certitude scientifique qui semble reculer et s'évanouir à mesure qu'on se rapproche davantage des secrets de la nature.

Loin de nous la pensée d'effleurer de la plus légère critique cette ardente poursuite du vrai.

Déjà la science moderne est arrivée bien loin dans la voie si féconde de l'analyse, et nul ne peut prévoir où elle rencontrera la limite infranchissable. Mais l'esprit humain est malheureusement incomplet; il subit à son insu un entraînement qu'il ne peut maîtriser, et il manque à son œuvre, souvent pour l'avoir voulu pousser trop avant.

C'est ce qui arrive pour ces hommes avides de savoir qui ont accompli de nos jours des merveilles d'analyse fine et patiente. Habitués à ne voir et à n'admettre que des faits d'une certitude mathématique, ils rejettent comme de vaines spéculations ce que ne peut contenir le champ de leur microscope, comme Chomel rejetait ce que son scalpel ne lui révélait pas.

A scruter les plus petits détails, l'œil perd l'habitude de voir l'ensemble : chaque atome conserve pour le micrographe le grossissement auquel il l'a lui-même soumis. Tout disparaît alors devant l'importance que prend la découverte scientifique moderne, souvent des plus insignifiantes. Et, s'il s'agit d'étudier une maladie quelconque, la goutte par exemple, tout s'efface devant quelques cristaux d'acide urique suspendus à un cheveu. Recherches patientes faites depuis Hippocrate et portant sur les causes, l'origine du mal et sur ses symptômes : connaissance approfondie de la maladie et de ses connexités pathologiques ; travaux accumulés de tant d'observateurs, tout disparaît devant un fait de chimie physiologique. D'un seul coup de plume, on attribue à une forme morbide limitée et rare, un nom qui appartenait depuis des siècles à la maladie dans son ensemble. Et cela se fait sous prétexte d'exactitude et dans le but de donner à l'art de guérir une certitude mathématique incompatible avec son essence même, l'induction philosophique.

Il existe encore une trop grande distance entre les enseignements de la tradition médicale, l'observation clinique d'une part, et les données scientifiques modernes de l'autre, pour que l'entente soit possible entre ceux qui adoptent exclusivement l'une ou l'autre voie. Cette distance s'effacera de plus en plus ; la connaissance de l'homme malade et la science médicale proprement dite, se confondront sans doute dans un avenir plus ou moins prochain; mais, osons le dire, l'observation clinique n'a pas encore perdu l'avance que vingt siècles lui ont assurée.

Peut-être sera-t-il possible, un jour, de rattacher scientifiquement les unes aux autres toutes ces affections que la clinique nous apprend à réunir dès aujourd'hui. Avant cette époque, que nous appelons de tous nos vœux, le point de vue auquel se placent ceux qui nient et ceux qui affirment est trop différent pour qu'une discussion utile soit possible (1).

Essayer de convaincre ceux à qui leur éducation ne permet de voir dans cette maladie que la lésion à laquelle cette maladie a donné lieu, est encore aujourd'hui chose inutile. Cependant, il n'y a plus guère d'un demi-siècle que la notion des maladies scrofuleuses est adoptée, et le temps n'est peut-être pas éloigné où la connaissance de l'arthritis sera tout aussi vulgaire.

Nous arrêterons ici une argumentation déjà trop longue, puisqu'elle ne touche qu'indirectement au sujet de ce mémoire. Il reste d'ailleurs à examiner une seconde objection qui s'y rattache intimement et que nous ne saurions passer sous silence, car elle émane d'un homme qui fait autorité sur la matière.

M. le docteur Bazin, dont les excellents travaux sur l'arthritis ont marqué la place comme chef d'école, nie la relation directe existant entre l'arthritis et les cal-

---

(1) Nous ne voulons pour preuve de cette assertion que la discussion qui s'est élevée entre MM. Pidoux et Durand-Fardel à propos du rhumatisme.

culs hépatiques et rénaux. Voici comment il s'exprime dans ses leçons cliniques rédigées par M. le Dr Sergent: « Quant à la cataracte, aux calculs biliaires et
» aux calculs rénaux, malgré la fréquence de leur
» production dans le cours de l'arthritis, je ne peux
» les regarder que comme des complications et non
» comme des affections propres à la maladie consti-
» tutionnelle.

Cette opinion devait être prise par nous en très-grande considération. En effet, les idées de M. le Dr Bazin sur l'arthritis, jouissent d'une telle autorité que son affirmation doit peser d'un grand poids dans la balance.

L'éminent professeur de l'hôpital Saint-Louis, reconnaît d'abord la fréquence des calculs biliaires et rénaux dans le cours de l'arthritis et dans les leçons que nous avons citées, il se borne à la seule phrase rapportée plus haut, sans donner les motifs qui l'ont porté à exclure les affections calculeuses du cadre des manifestations de l'arthritis. Nous avons dû rechercher quelles avaient été les raisons de M. Bazin pour refuser de considérer les lithiases urinaires et biliaires comme des symptômes de l'arthritis. Voici ce qui résulte des entretiens que nous avons eus avec cet illustre maître.

Pour lui, l'arthritis constitue une maladie constitutionnelle, ayant comme symptômes des affections qui se succèdent dans un ordre déterminé. Or, malgré la fréquence des affections calculeuses urinaires et biliaires, survenant chez les arthritiques, il est impossible d'assigner à ces affections une place fixe dans le tableau de l'évolution successive de la maladie. Il ne pourrait donc y voir qu'une complication (fréquente il est vrai), mais non un des symptômes pathologiques de l'arthritis. Tel est au moins le sens que nous avons cru pouvoir donner aux explications que M. le Dr Bazin a bien voulu nous donner. Enfin, il nous a semblé que M. Bazin accordait une certaine importance à l'absence bien constatée des affections lithiasiques dans certaines familles entachées manifestement d'arthritis.

Dès le début de ce travail nous avons dit qu'il nous semblait impossible d'assimiler, complétement, la diathèse arthritique à une maladie constitutionnelle se manifestant par des affections qui en constitueraient les symptômes. Il paraît difficile d'assigner à ces affections un ordre constant, et la division des différentes périodes de l'arthritis, telle que M. Bazin l'établit, fléchit dans une foule de cas où les manifestations se succèdent dans un ordre différent de celui qui a été indiqué.

L'idée beaucoup plus large que nous nous faisons de la notion de la diathèse ne nous permet pas de rejeter du faisceau de la manifestation pathologique les affections auxquelles nous ne pouvons attribuer ni une place fixe dans son évolution, ni une existence constante, ou presque constante.

Peut-on, cependant, déterminer le véritable rang de la lithiase biliaire et des coliques hépatiques dans la succession des manifestations arthritiques ? Malgré toute l'autorité qui s'attache au nom de M. Bazin, nous croyons que cela est possible, à la condition d'établir deux catégories dans les accidents calculeux du foie.

En effet, cette affection se montre sous deux formes distinctes. Dans la première, la présence de la lithiase biliaire donne lieu à des accidents aigus connus sous le nom de coliques hépatiques; dans la deuxième, au contraire, les crises expulsives aiguës manquent presque complétement.

Or, ces deux formes morbides nous semblent appartenir à deux périodes différentes de la vie de l'arthriti-que. C'est dans la force de l'âge, au moment où se produisent les accidents aigus de l'arthritis dans toute leur violence, que se montrent les coliques hépatiques, soit sous la forme de véritables migraines du foie (1) (qu'on me passe l'expression), soit sous la forme d'accidents spasmodiques et douloureux, causés par l'expulsion de calculs ou de gravelle biliaire.

A une époque plus avancée, l'organisme, usé par l'âge, par la continuité de la diathèse, ou par toute autre cause, devient incapable de réagir. Alors cessent de se produire les actes pathologiques à forme violente qu'on a pu, avec quelque apparence de raison, comparer à des efforts destinés à combattre la cause morbide qui envahit l'organisme.

C'est le moment des dégénérescences du système circulatoire, des accidents de goutte ou de rhumatisme chroniques, des arthritides rebelles, etc., etc. C'est à cette période, encore, qu'appartient la lithiase biliaire in-

______

(1) Dans le cas où se produisent les coliques non calculeuses.

dolente, chronique, et qui ne donnera plus lieu, qu'accidentellement, à des coliques hépatiques.

Les circonstances individuelles de force, de constitution, d'âge, de santé, etc., doivent d'ailleurs entrer en ligne de compte dans l'évolution de la diathèse, et il nous paraît bien difficile de faire abstraction de l'individu et de tracer à l'avance les lois de cette évolution.

Ici se termine la première partie de la tâche que nous nous sommes imposée. Notre sujet eût gagné, sans doute, à être traité d'une manière plus complète, et bien des points sont restés dans l'ombre. Malgré ces lacunes, et pour rester fidèle à notre programme, nous devons aborder l'étude des moyens de curation de l'affection hépatique qui nous occupe; nous le ferons avec d'autant plus d'attention et de minutie que, par son importance, le traitement devrait toujours occuper la première place, lorsqu'on écrit pour des praticiens.

CHAPITRE V.

Du traitement des coliques hépatiques.

Malgré les travaux nombreux publiés sur la matière, il est assez fréquent de méconnaître l'existence de coliques hépatiques. — Cette circonstance est une cause d'erreurs dans la thérapeutique; mais, lors même que la maladie a été diagnostiquée, il n'est pas rare qu'on la combatte par des moyens de traitement peu rationnels, et, tout au moins, inefficaces.

Dans l'opinion le plus ordinairement adoptée, et qui fait de la lithiase biliaire le point de départ unique de l'affection qui nous occupe en dehors de toute origine diathésique, les indications sont très-simples : obtenir la disparition des calculs existant, soit par dissolution, soit par expulsion; puis, prévenir la formation de calculs nouveaux. En se plaçant, au contraire, au point de vue de la théorie que nous avons défendue dans ce travail, c'est-à-dire en admettant que les coliques hépatiques, calculeuses ou non, soient une manifestation pathologique d'un état général diathésique, il faut, avant toute chose, examiner la question de l'opportunité d'une intervention active.

N'y a-t-il aucun inconvénient à guérir des coliques hépatiques ?

Poser une semblable question, lorsqu'il s'agit d'une affection aussi douloureuse, c'est la résoudre dans l'immense majorité des cas. Cependant, il peut y avoir quelquefois avantage à laisser subsister une manifestation qui n'entraîne habituellement aucun danger sérieux, malgré les douleurs intolérables dont cette affection s'accompagne. Arrêtons-nous un instant sur les faits, très-exceptionnels, où l'on ne doit pas céder aux instances du malade, qui veut, à tout prix, se débarrasser de ses souffrances.

Quelles sont les circonstances où il faut agir avec cette prudence en apparence excessive ?

Il se présente tout de suite une série de cas où l'on peut craindre de voir se substituer aux coliques hépatiques des manifestations congestives beaucoup plus graves. Voici un fait qui a déjà été cité ailleurs (1), et qui nous fournira un premier exemple.

M. le Dr Cazalis, notre savant maître, fut consulté par un malade atteint de coliques hépatiques et néphrétiques. Cet homme appartenait à une famille où la folie paralytique existait héréditairement, depuis plusieurs générations.

M. Cazalis s'opposa à tout traitement destiné à faire disparaître l'affection hépatique et rénale, et ce malade échappa à la destinée fatale de toute sa race. — Peu de temps après, un autre membre de la

____

(1) Raoul Leroy d'Etiolles. Traité pratique de la gravelle, p. 478.

même famille se présente chez M. Cazalis qui ignorait cette parenté. Il s'agissait, encore, de coliques hépatiques, ayant remplacé des migraines invétérées. M. M... se trouva très-bien d'une cure à Vichy qui fit disparaître les coliques hépatiques. Pendant une nouvelle cure, faite l'année suivante, il fut pris tout-à-coup de manie et mourut peu de temps après, fou paralytique. M. M... avait plusieurs frères aliénés.

Cet exemple, pour être isolé, n'en a pas moins une grande valeur. Nous n'hésiterions pas, dans des conditions analogues, à défendre tout traitement curatif.

Voici deux autres exemples appartenant à notre pratique :

Dans le cours de l'année 1867, je fus consulté à Vichy par Mme X***, âgée de 45 ans, appartenant à une famille goutteuse et atteinte de coliques hépatiques.

Rien dans la famille ne semblait contre-indiquer le traitement thermal qui fut suivi de la disparition complète des coliques hépatiques. — Cette dame revint l'année suivante, et j'appris qu'elle avait eu, pour la première fois, dans le courant de l'année, deux attaques d'épilepsie parfaitement caractérisées, dont la malade elle-même avait perdu toute conscience; les coliques hépatiques ne se sont pas reproduites. — Mme X*** suivit un traitement peu actif à Vichy en 1868, traitement qui se termina sans accidents. Nous n'avons pas eu de nouvelles de cette dame, depuis.

En 1867, également, je fus appelé par un confrère de Paris à décider l'opportunité du voyage à Vichy pour un malade atteint d'engorgement du foie, avec tendance aux crises hépatiques. Ce malade, appartenant à une famille de goutteux, était débarrassé depuis deux ans, d'attaques d'épilepsie fréquentes qui duraient déjà depuis longtemps. Il devait sa guérison à une congestion hémorrhoïdaire chronique provoquée par l'usage continu de l'aloës auquel son médecin l'avait soumis, dans le but de développer une disposition hémorrhoïdaire à laquelle, seul de sa famille, il avait échappé. Je me prononçai très-énergiquement contre l'emploi de tout traitement destiné à combattre la congestion chronique du foie. J'ai appris, depuis, que l'état de ce malade ne s'était point aggravé, et que les attaques d'épilepsie n'avaient pas reparu.

Nous avons cité ces faits pour appeler l'attention sur la nécessité d'user de grandes précautions avant d'intervenir chez les malades dont les collatéraux ou les ascendants sont affectés d'aliénation mentale ou d'épilepsie ; à plus forte raison, il faut agir avec prudence si eux-mêmes en ont été atteints. On a à redouter la disparition de la congestion du foie et un raptus congestif du côté des centres nerveux, qui pourrait devenir, pour les malades, la cause occasionnelle de la terrible maladie de leurs proches.

Sans en avoir d'exemple présent à la mémoire, nous pensons qu'il faut également hésiter beaucoup avant de traiter de leurs coliques hépatiques les individus pour lesquels la phthisie pulmonaire est à redouter en raison de conditions héréditaires évidentes. Nous hésiterions, par exemple, à combattre les coliques hépatiques chez un malade dont plusieurs frères ou sœurs seraient morts phthisiques à un âge assez avancé. Pareille remarque s'appliquerait peut-être au cancer, dans des circonstances analogues.

Outre le danger de voir des accidents graves se substituer aux coliques hépatiques, il est une autre circonstance qui peut empêcher le médecin d'instituer le traitement curatif de cette affection.

Nous avons vu que les coliques hépatiques sont rares chez les vieillards, malgré la fréquence des calculs. Or, il arrive parfois que des coliques hépatiques se réveillent chez eux, alors que l'expulsion des concrétions à travers les voies biliaires est devenue impossible, à cause soit du volume de ces concrétions, soit de l'oblitération complète ou partielle des conduits biliaires, soit par le défaut d'énergie des contractions de ces conduits. — Dans ces cas, les coliques hépatiques peuvent s'accompagner de phénomènes assez inquiétants pour que le médecin doive chercher à les empêcher et à les supprimer le plus tôt qu'il le pourra. Or, il n'est pas un seul traitement curatif, nous le verrons bientôt, qui permette d'éviter les crises de coliques hépatiques, l'expulsion des calculs pouvant, seule, amener une guérison définitive.

Lors donc que les crises de coliques hépatiques présentent des symptômes anormaux et inquiétants, la première indication est d'arrêter ces crises et d'en prévenir la répétition, surtout lorsqu'on a pour malade un vieillard, chez lequel on peut espérer voir cesser complétement la tendance à la migration des calculs. Nous avons dû agir de cette façon dans le cas suivant :

Obs. XXI. Madame X***, âgée environ de 68 ans, et qui m'était adressée par M. le docteur Boulland, de Limoges, fut prise, au début de son traitement à Vichy, de coliques hépatiques, qui se répétèrent plusieurs fois, dès qu'on essayait de faire prendre l'eau thermale, même à très-faible dose.

Ces crises, bien que d'une intensité assez ordinaire, s'accompagnaient de symptômes assez graves pour nous donner de l'inquiétude. Madame X***, après quelques heures de douleurs, était prise d'un état de prostration presque syncopale, et qui se renouvelait plusieurs fois après la cessation des douleurs hépatiques. Les extrémités se refroidissaient, et la faiblesse était si grande et si persistante, que nous dûmes renoncer à tenter un traitement curatif à Vichy ; nous conseillâmes une médication destinée à arrêter les crises dès le début, s'il était possible, (et on peut l'espérer chez les vieillards). Le traitement par l'eau de Vichy déterminait chez cette malade des crises dont la répétition même devenait un danger sérieux, alors que les attaques non provoquées ne se renouvelaient qu'à des intervalles assez éloignés, et ne paraissaient point offrir les mêmes caractères (1).

Voici un autre fait, où le résultat fatal nous paraît devoir être attribué au traitement.

Obs. XXII. (Extrait). Madame P*** m'est envoyée, le 23 juin 1862, par MM. Pillon père et Trousseau.

Cette dame, âgée de 73 ans, appartient à une famille goutteuse du côté maternel. Elle a souffert pendant la plus grande partie de sa vie de migraines avec vomissements.

Déformation goutteuse des articulations phalangiennes, très-

---

(1) Nous regrettons de ne pouvoir reproduire *in extenso*, l'histoire de cette malade. Nous ne possédons que des notes peu développées sur ce fait qui nous a cependant vivement frappé.

marquée à l'une des mains. Il y a eu des douleurs de goutte dans les poignets.

Un peu de catarrhe pulmonaire, emphysème. Pendant toute sa vie, Madame P*** n'a pu supporter de rester dans une chambre close ; l'idée seule d'être renfermée, l'empêche de respirer librement. Rien au cœur.

Il n'y a pas eu de gravelle urique. Depuis deux ans, coliques hépatiques sans ictère bien marquée, mais avec coloration consécutive de l'urine, et décoloration des selles.

Madame P*** est une femme très-forte, ce qui n'empêche pas de constater que le foie très-développé, descend jusqu'au-dessous de l'ombilic où la vésicule forme une tumeur arrondie, très-appréciable, nettement circonscrite et d'une dureté pierreuse.

A part les coliques qui surviennent à des intervalles variables, la malade n'éprouve pas d'accidents gastriques autres qu'un peu d'inappétence, et une constipation opiniâtre.

Elle se plaint d'un sentiment de faiblesse assez prononcé, surtout après les crises.

Madame P*** fut soumise à l'usage de l'eau de l'Hôpital à la dose de 4 verres, et de bains quotidiens ordinaires. Le 2 juillet, les bains de baignoire furent remplacés par des bains de piscine, prolongés pendant deux heures.

La cure s'acheva sans qu'aucune crise se produisît et Madame P*** quitta Vichy le 22 juillet. L'état général était beaucoup meilleur, les forces étaient revenues ; le foie avait diminué de volume et paraissait beaucoup moins dur.

Après son départ de Vichy, Madame P*** se trouva tellement bien qu'elle ne voulut pas y revenir au mois de septembre ainsi que nous le lui avions conseillé. Cet état satisfaisant dura jusqu'en janvier. A cette époque survint une colique hépatique très-violente, plus longue qu'aucune autre, et qui fut suivie d'un état grave sur lequel je n'ai aucuns renseignements. Après quelques jours de maladie, Madame P*** rendit un calcul énorme qu'elle entendit tomber dans son bassin, pendant l'acte de la défécation. Cette expulsion fut suivie d'un peu d'amélioration dans les symptômes, mais, vingt jours après, la malade succombait à une recrudescence des accidents (de péritonite très-probablement).

Le calcul expulsé et que je vis entre les mains de M. Pillon père, était énorme, inégal dans sa forme, aplati, et présentait plusieurs facettes indiquant l'existence d'autres calculs. Il était composé entièrement de matière colorante de la bile. Le diamètre longitudinal mesurait au moins cinq centimètres, sur une largeur de *trois* centimètres environ. M. Trousseau le réclama, pour le déposer au musée de l'Ecole de Médecine. Nous ignorons s'il a donné suite à ce projet.

A notre grand regret, on ne put obtenir l'autopsie de la malade, mais il est très-probable qu'on eût constaté, dans ce cas, l'existence d'une communication directe, entre la vésicule biliaire et une portion quelconque du canal digestif, le passage d'un calcul d'un volume aussi énorme ne pouvant guères s'effectuer par les voies biliaires, même dilatées.

Nous nous sommes souvent demandé si la médication thermale n'a pas eu, dans ce cas, le résultat fâcheux de déterminer le travail expulsif, soit directement, soit par l'amélioration apportée à l'état général. Cependant, rien ne contre-indiquait le traitement curatif. L'âge seul de la malade pouvait inspirer quelques doutes sur l'opportunité de ce traitement.

En résumé, les deux seules raisons pouvant faire hésiter le praticien à entreprendre la curation des coliques hépatiques sont : 1°. le danger de la substitution d'une manifestation plus grave; 2°. les accidents anormaux et redoutables accompagnant parfois la colique hépatique même, surtout après l'âge adulte. Or, ces deux circonstances sont extrêmement rares.

Nous examinerons plus loin les contre-indications spéciales au traitement par les eaux de Vichy.

La question de l'opportunité d'un traitement curatif étant résolue affirmativement, le praticien a une double tâche à remplir. Il doit :

1°. Rendre supportable, pour le malade, des crises qu'il est indispensable de subir, si l'on veut arriver à une guérison complète ;

2°. Supprimer le travail morbide dont le foie est le siége, et qui donne lieu aux coliques hépatiques. La première partie de ce programme va nous occuper d'abord.

I. — Traitement de l'accès.

Lorsqu'on assiste aux douleurs intolérables subies par les malades, pendant un accès de coliques hépatiques, on se demande si, réellement, il est prudent de laisser l'accès se continuer jusqu'à sa terminaison naturelle. D'un autre côté, si l'on croit avoir affaire à une colique calculeuse, et à plus forte raison si l'on a acquis la certitude qu'il en est ainsi, on ne doit pas se dissimuler qu'arrêter un accès de coliques hépatiques, c'est retarder la guérison définitive du malade, et lui préparer de nouvelles souffrances.

Il y a donc un certain intérêt pour le traitement, à être fixé sur le point de départ des accidents spasmodiques, la conduite du praticien devant être différente suivant la nature de la colique hépatique. Intervention prompte et aussi efficace que possible, dans un cas ; et dans l'autre, abstention de tout traitement actif et atténuation plutôt que suppression des douleurs expulsives.

Les moyens thérapeutiques destinés à agir, dans l'un et l'autre cas, sont les mêmes, et leur action dépend en grande partie du mode d'application. Il serait donc inutile de tracer séparément les règles du traitement dans les cas de colique purement spasmodique et de colique calculeuse, et il nous suffira, après avoir énuméré les ressources de la thérapeutique d'indiquer celles dont on peut espérer une action plus rapide et plus efficace.

Bains. — L'usage des bains plus ou moins prolongés, pendant une crise un peu violente, est extrêmement répandu et mérite de l'être. — Malheureusement, lorsque les douleurs sont vives, l'agitation extrême qui en résulte, et ce besoin presque caractéristique de changer à chaque instant de position forcent le malade à sortir de l'eau, dans l'espoir de trouver ailleurs un soulagement plus prompt. Il est donc quelquefois impossible de maintenir le malade au bain pendant assez longtemps pour en obtenir de bons effets. Nous avons l'habitude, lorsque nous prévoyons que la crise doit être longue, de faire couvrir la baignoire le plus complétement possible, et de faire tenir de l'eau chaude prête, pour réchauffer le bain. Il est rare, en effet, qu'après un laps de temps plus ou moins prolongé, le malade ne redemande pas à se remettre dans l'eau.

Nous avons insisté à dessein sur la nécessité de tenir le bain chaud. En effet, c'est là précisément

un des cas où il est nécessaire d'enfreindre la règle,
presqu'absolue, de donner les bains tièdes à une basse
température. Les malades en proie à une colique hépatique et surtout à une colique calculeuse, éprouvent
souvent une sensation de froid, appréciable parfois
pour la main du médecin, et qui peut aller jusqu'au
frisson. Cette sensation dépend, probablement, de l'é-
vaporation de la sueur qui couvre la peau, du ralentissement de la circulation et de la concentration congestive vers les organes internes. Peut-être même doit-
on rapporter les frissons à la présence de calculs hépatiques. Telle est l'opinion formulée, avec quelque
réserve, par M. le Dr Charcot, et nous sommes très-
disposé à admettre qu'il a raison (1).

L'eau du bain doit donc être maintenue à une température assez élevée; car, si la chaleur extérieure ne
supprime pas les horripilations, le malade éprouve facilement une sensation de fraîcheur qui suffit pour rendre les bains désagréables. En dehors de ces raisons qui
ont bien leur valeur, il en est une autre très-impor-
tante, c'est que l'effet antispasmodique et déprimant
est obtenu beaucoup plus rapidement dans un bain un
peu chaud que s'il est trop frais. Nous avons l'habitude
de maintenir autant que possible l'eau à 33 ou 34 dé-
grés centigrades. Seulement, il faut avoir la précaution de faire entrer le malade à une température plus
basse et de l'élever graduellement au lieu de la laisser
diminuer.

(1) Ceci était écrit bien avant la publication de la thèse de M. Magnin,
qui a étudié ces faits avec un grand talent. — Voir Thèses de Paris. 1869.

Quant à la durée du bain, il ne peut y avoir de règles fixes ; elle variera suivant la résistance des individus. On doit y rester aussi longtemps que possible.

. Il est avantageux de mettre du son dans la baignoire,
moins à cause de l'action très-problématique de cet
agent, que par l'impression physique et morale qu'en
éprouve le malade, dont le système nerveux très-sur-
rexcité doit être calmé par tous les moyens imagina-
bles (1).

Topiques. — Aussitôt que le malade est sorti du
bain, on recouvre l'abdomen de cataplasmes ou mieux
d'un appareil à fomentations. Le point essentiel, c'est
que la chaleur de ces applications soit très-élevée.

Si l'on adopte les cataplasmes, on devra les faire
légers, sauf à les renouveler, toutes les heures, et
même davantage ; on aura soin de les recouvrir d'une
épaisse couche d'ouate pour rendre le refroidissement
moins rapide.

L'usage des fomentations, suivant la méthode adoptée en Angleterre, est préférable toutes les fois que la
sensibilité de l'abdomen empêche le malade de supporter le poids de cataplasmes, même légers ; ces fomentations devront être très-chaudes.

Il arrive fréquemment que ces deux moyens soient
remplacés avec avantage par des serviettes chauffées

-----

(1) Ces détails paraîtront minutieux à ceux qui savent, mais c'est souvent parce qu'on les a trop négligés, que les médications les plus rationnelles
échouent, au lieu de réussir, dans la pratique de ceux qui n'ont pas appris,
par l'expérience, ce qu'ils devraient trouver dans les livres qu'ils consultent.

qu'on renouvelle à mesure qu'elles se refroidissent. Quelques malades soulagent leurs douleurs en plaçant, sur la région de l'épigastre ou de l'hypochondre, un fer à repasser ou une brique dont la chaleur se conserve plus longtemps encore.

Tous ces moyens agissent, suivant toute probabilité, en déterminant une douleur superficielle qui masque un peu la souffrance intérieure. On doit savoir les varier et se laisser guider dans le choix qu'on en fait par l'expérience du malade, qui souvent vous indique lui-même le moyen le plus efficace pour calmer ses douleurs.

Topiques médicamenteux. — Pendant la première période de notre pratique, nous avions l'habitude de recouvrir la région hépatique d'une couche épaisse de baume tranquille ou d'une pommade opiacée et belladonée. Nous y avons renoncé et nous arrosons largement les cataplasmes de laudanum de Sydenham. L'un et l'autre de ces moyens ne nous ont jamais semblé très-efficaces, dans la grande majorité des cas.

Il en est de même des applications externes de chloroforme qui n'agissent probablement que par l'irritation vive de la peau, et peut-être aussi par l'inhalation forcée des vapeurs de chloroforme qui s'évaporent rapidement. Nous préférons à ce moyen l'application de sinapismes, bien que nous n'en ayons jamais obtenu de résultats merveilleux.

Emissions sanguines. — Il est quelquefois indispensable d'appliquer des sangsues sur la région hépatique, moins comme moyen déplétif, que pour ame-

ner une détente de l'état spasmodique. — Ce moyen
a été rarement employé par nous, mais il ne faut pas
hésiter à l'utiliser, si la colique ne cède pas aux
moyens habituels. Il est très-fâcheux que l'agitation
extrême des malades empêche d'appliquer les sangsues
à l'anus, au lieu de les poser sur les parois abdominales ; les relations entre la circulation hépatique et
la circulation des intestins et du rectum en particulier
étant beaucoup plus intimes que celles qui existent
entre le foie et la peau de l'hypochondre droit. Nous
nous proposons d'essayer l'application des sangsues à
l'anus, la première fois qu'une évacuation sanguine
nous paraîtra formellement indiquée.

Dans quelques cas d'une violence extrême, peut-
être pourrait-on ouvrir la veine, au bras. Nous n'avons
jamais utilisé ce moyen, auquel on ne doit avoir recours qu'avec une sage réserve.

Injection hypodermique. — Nous avons employé
le premier, à Vichy, nous le croyons au moins, l'injection hypodermique d'une solution de morphine.
Voici dans quelles circonstances :

Obs. XXIII. Le 22 juin 1864, M. le docteur Rémilly m'a-
dresse M. X***.

X*** est un homme de 38 ans, bien constitué, quoique un peu
frêle d'apparence. Il n'existe, chez lui, aucune disposition héréditaire caractérisée. La mère vit encore, elle a été sujette,
pendant la plus grande partie de sa, vie à des migraines atroces;
elle a en outre des varices et un ulcère variqueux. Un des
frères du malade est scrofuleux ; un autre est atteint d'un catarrhe et passe pour être asthmatique.

Avant les accidents qui amènent X*** à Vichy, il n'a jamais été sérieusement malade; il a eu les manifestions premières de la syphilis, mais jamais d'accidents secondaires ; il n'est pas sujet aux migraines et n'a jamais eu d'hémorrhoïdes. L'urine a laissé déposer à plusieurs reprises de l'acide urique en excès. Ajoutons qu'il y a chez lui une susceptibilité nerveuse assez prononcée. Jamais il n'a eu d'accidents rhumatismaux ou goutteux.

Depuis quatre ans, au moins, M. X*** a commencé à éprouver à la région épigastrique des douleurs caractérisées par des crampes d'estomac violentes, venant après les repas, et qui ne se sont jamais accompagnées de vomissements. Au début, ces douleurs disparaissaient promptement, mais leur durée a toujours été en augmentant. Le malade a remarqué que les urines rendues à la suite de ces accidents avaient une coloration plus foncée que d'habitude. Le médecin qui traitait, alors, M. X*** diagnostiqua des douleurs rhumatismales de l'estomac.

Il y a trois ans, le malade fut pris, pour la première fois, d'une colique hépatique véritable qui fut suivie d'un ballonnement considérable du ventre, et de symptômes qu'il est permis de rapporter à une hépatite, bien qu'il n'y ait pas eu d'ictère. La maladie fut grave et dura longtemps. Depuis lors, il y a eu cinq à six crises de coliques hépatiques ; du premier au 15 mars dernier, les douleurs furent presque continues et d'une intensité atroce. L'ictère consécutif apparut alors pour la première fois, il s'effaça graduellement mais n'avait pas encore complètement disparu, lorsque, vers le premier avril, il survint une nouvelle crise qui dura deux jours. L'ictère reprit toute son intensité. Enfin, dans les derniers jours de mai, il y eut une série de douleurs qui dura douze jours. On n'a jamais constaté dans les matières fécales la présence de calculs ou de gravelle hépatiques. M. le docteur Rémilly, qui soigne le malade depuis le mois de mars, est parvenu à calmer les douleurs en injectant quelques gouttes d'une solution de morphine dans le tissu cellulaire sous-cutané, à l'aide de la seringue Pravaz. Notre honorable confrère doute de la nature calculeuse de l'affection du foie, et se demande s'il n'y aurait pas, à chaque crise, une altération dans la qualité de la bile.

Lorsque nous voyons X***, il n'a pas eu de crise depuis trois semaines, et cependant, il est encore ictérique à un degré très-prononcé; l'ictère s'accompagne d'un prurit pénible. Du reste, l'état général est satisfaisant, l'appétit est bon, la digestion se fait bien, les fonctions alvines sont régulières, il y a décoloration des selles et teinte foncée de l'urine. L'examen du thorax ne révèle aucune lésion des organes de la respiration ou de la circulation. La région de l'hypochondre droit présente de la sensibilité à la palpation. On ne sent pas le foie distinctement; cependant, il y a un peu d'empâtement de la région hépatique.

Après avoir prévenu X*** de la probabilité de la répétition des crises douloureuses, pendant son séjour à Vichy, j'instituai le traitement en prescrivant des bains quotidiens avec moitié eau minérale, et l'eau de la Grande-Grille, en boisson, à la dose de trois verres par jour, dose qu'on augmentera graduellement jusqu'à six verres.

Pendant les dix premiers jours, tout alla bien, l'appétit augmenta, le malade reprit manifestement de l'embonpoint et l'ictère diminua beaucoup. Il survint alors une crise, ou plutôt une série de crises de coliques hépatiques, parfaitement caractérisées, et qui durèrent deux ou trois jours. Elles furent accompagnées d'un léger mouvement fébrile, qui persista, avec une violence plus grande, pendant les vingt-quatre heures qui suivirent les dernières douleurs; lorsque le malade se releva, il était redevenu jaune et conservait une sensibilité gênante dans la région hépatique. Le traitement fut repris avec précaution.

Quatre ou cinq jours après, nouvelles crises de coliques hépatiques, revenant assez régulièrement tous les deux jours; les douleurs sont beaucoup plus violentes que la première fois. Après quelques jours, pendant lesquels j'employai les moyens émollients et l'introduction dans le rectum de suppositoires opiacés et belladonés, je cède aux supplications du malade, et je me décide à faire une injection sous-cutanée.

J'introduisis la canule dans le tissu cellulaire de la peau de l'abdomen, au niveau de l'hypochondre droit. A ce moment, le malade était en proie à des douleurs atroces, l'agitation était extrême et la sueur coulait de son front et trempait son oreiller; mais à peine eus-je fait pénétrer quelques gouttes d'une solution d'acétate de morphine, que le malade me déclara que ses douleurs étaient passées. En effet, le calme était revenu; le malade s'endormit bientôt et je le trouvai, le lendemain matin, en excellent état, et très-fier de m'avoir convaincu de l'efficacité d'un moyen auquel je ne paraissais pas accorder une très-grande valeur, bien qu'il m'affirmât que, chaque fois qu'on l'avait employé, les douleurs avaient cessé instantanément.

J'étais fort surpris, non pas de l'action du médicament, mais de la rapidité avec laquelle il avait agi; il ne s'était pas écoulé une seconde entre l'injection et le moment où X*** m'affirmait que les douleurs avaient cessé, et cela me semblait difficile à expliquer. Aussi, sans manifester mon étonnement, je vantai beaucoup la médication employée, et j'emportai le flacon et la seringue, en disant au malade que je voulais essayer le même moyen sur un autre patient. Je me rendis, de là, chez le pharmacien qui avait préparé la solution, et je me fis délivrer un flacon exactement semblable, mais rempli d'eau distillée, en me promettant de tenter une contre-épreuve.

L'occasion ne tarda pas à se présenter. Dès le soir même, les douleurs ayant reparu avec la même violence, j'injectai dix gouttes d'eau distillée; à peine l'injection était-elle faite que le malade me déclarait qu'il ne souffrait plus.

J'attendis un quart d'heure environ; le bien-être persista, et je me retirai sans prévenir le malade de l'expérience que j'avais tentée. Cependant, mon triomphe fut de courte durée; deux heures après, j'étais appelé de nouveau : les douleurs

étaient revenues graduellement, une heure, environ, après
l'injection. Le malade m'exprima la conviction que le médicament était mal préparé, car le sommeil ne s'était pas produit,
et c'est ce qui lui arrivait toujours une heure après l'injection ;
aussi ne s'étonnait-il point que les douleurs fussent revenues.
Une nouvelle injection, faite avec la solution de morphine, fit
disparaître, définitivement, la douleur. Pendant quelques jours,
il survint encore quelques crises beaucoup moins fortes, et qui
furent calmées par les suppositoires belladonés et opiacés, sans
qu'il fût utile de revenir aux injections. Le malade était devenu plus jaune que jamais.

Le traitement fut repris, puis on dut l'interrompre encore,
un nouvel accès de coliques hépatiques s'étant produit. Cette
fois, la crise dura quarante-huit heures et fut d'une violence
extrême. Néanmoins, le malade la supporta, sans qu'on eût recours à l'injection. Deux jours après, M. X*** était sur pied et
plein d'espoir, car la douleur gravative et la gêne qu'il éprouvait
dans la région hépatique avaient disparu pour la première fois,
et il espérait être définitivement débarrassé. Sans partager
cette conviction au même degré, je dois déclarer que, depuis
cette époque, il n'est survenu aucun nouvel accident et que le
malade a pu suivre régulièrement son traitement jusqu'au
26 juillet, jour de son départ. A cette date, l'ictère avait diminué notablement, et le malade quittait Vichy avec une amélioration sensible.

Nous ajouterons ici que pendant le séjour à Vichy, toutes les
selles ont été passées au tamis, et que j'ai eu la précaution de
faire prendre au malade une ou deux purgations. Jamais il ne
fut rendu ni calculs, ni gravelle hépatiques.

En 1865, je vis M. le docteur Rémilly, et il me raconta que,
revenu de Vichy, X*** fut repris, après un peu de repos, de
coliques hépatiques qui revinrent avec intensité et d'une manière répétée, jusqu'au mois de janvier. A cette époque, il survint une crise d'une violence épouvantable, et le malade fut
quelque temps en grand danger. Cette crise fut la dernière ;

depuis lors, la santé s'est rétablie, l'embonpoint est revenu, l'ictère et les crises ont disparu.

Pendant le cours de la même année, je rencontrai, à Vichy, X*** qui m'affirma qu'en raison de sa guérison complète, il n'avait plus besoin de médecin.

Depuis lors, X*** est revenu à Vichy, chaque année, plutôt par distraction que par nécessité. Il est en parfaite santé.

Jamais, à aucune époque, on n'a découvert de gravelle ni de calculs hépatiques. Le malade recueillit, en 1865, une assez grande quantité de graines de figues qui furent prises par lui pour de la gravelle hépatique (1).

Nous avons cru devoir rapporter cette observation, bien que les circonstances principales qu'elle présente soient d'une explication difficile. Comment se rendre compte, par exemple, de l'instantanéité du soulagement produit par l'injection? Il est impossible que l'absorption ait pu avoir lieu aussi rapidement. De plus, la disparition des douleurs était trop radicale pour qu'on ait pu l'attribuer au fait de la simple acupuncture produite par introduction de la canule.

Depuis cette époque, nous n'avons plus eu recours à ce moyen de traitement, mais nous n'hésiterions point à l'employer de nouveau s'il s'agissait d'un de ces cas où il est important de faire cesser rapidement l'accès. Nous avons appris que notre confrère, le Dr Willemin, en avait fait usage, avec succès, dans plusieurs circonstances.

(1) Cette observation, publiée en 1866, dans le compte-rendu des travaux de la Société des sciences médicales de Gannat, y a été discutée, ainsi qu'à la Société médicale de Strasbourg.

Quoi qu'il en soit, ce mode de traitement doit être étudié de nouveau, avant d'entrer, dans la pratique, autrement que pour des cas exceptionnels.

Il n'en est pas de même d'une médication dont nous faisons un usage très-fréquent, et sur laquelle nous nous arrêterons un peu plus.

Suppositoires. — Lorsqu'une colique hépatique, calculeuse ou non, persisté avec violence ou avec une durée considérable, il est rare qu'on n'obtienne pas une amélioration très-grande, sinon une suspension complète des douleurs, par l'emploi de suppositoires opiacés et belladonés.

Nous avons l'habitude de formuler ainsi les suppositoires (1) :

Pr. — *Extrait de Belladone....*) ̂âa
    Extrait d'opium.......) *2 centigrammes.*
    Beurre de cacao....... *2 grammes.*
    Pour un suppositoire.

Il n'est jamais besoin de dépasser le nombre de six de ces suppositoires. On les emploie à une demi-heure d'intervalle, au nombre de trois, puis à une heure d'intervalle pour le quatrième, le cinquième et le sixième.

Dans aucun cas nous n'avons observé le moindre symptôme d'intoxication par la belladone. Quelquefois le malade se plaint, le lendemain, d'un peu de

---

(1) Nous devons l'idée de cette médication à M. le Dͅr Charrier, qui l'a employée dans des cas semblables et dans la colique néphrétique.

lourdeur de tête, qui paraît être due à l'opium. Le sommeil qui suit la crise, pour être un peu plus impérieux que de coutume, n'a rien de la somnolence pénible que donne l'opium; il semble que les deux narcotiques employés se neutralisent mutuellement dans leurs propriétés les plus caractéristiques. Cette observation, que nous avons faite bien souvent, vient appuyer l'idée émise d'un antagonisme entre les deux médicaments. Quoi qu'il en soit, il est certain qu'un individu en proie à une attaque de coliques hépatiques, peut absorber, sans inconvénients, par le rectum, dans l'espace de quatre heures et demie, la dose relativement considérable de 12 centigrammes d'extrait de belladone et de 12 centigrammes d'extrait d'opium.

Le plus souvent, il y a diminution sensible dans l'intensité des douleurs, après l'introduction du deuxième suppositoire; il est très-rare qu'on soit obligé de dépasser le nombre de quatre, pour obtenir l'effet désiré. Le soulagement est toujours assez grand pour que les malades accordent à ce moyen une plus grande efficacité qu'à tous ceux précédemment mis en usage. Un grand nombre d'entre eux en a donné la preuve, en emportant à leur départ de Vichy, une provision de suppositoires pour les crises à venir.

Depuis que nous avons recours au moyen thérapeutique que nous venons d'indiquer, nous n'avons jamais eu à le regretter. C'est là, sans aucun doute, un médicament qu'il ne faut pas mettre à la disposition des malades, et dont il faut surveiller l'emploi, mais on peut en retirer des résultats plus avantageux et plus prompts que d'aucun autre.

Nous savons que quelques-uns de nos confrères de Vichy en ont usé et avec succès. M. le docteur Mancel préfère, cependant, l'administration de quarts de lavement laudanisés. Il a vu, dans un cas, les suppositoires mal tolérés être rejetés par des contractions rectales. Cette difficulté de tolérance que nous n'avons, du reste, jamais rencontrée, paraît difficile à expliquer, lorsqu'on a eu soin de faire franchir au suppositoire le sphincter interne du rectum. Peut-être les suppositoires avaient-ils un volume supérieur aux nôtres. Il paraît utile, en effet, de ne pas dépasser la dose de deux grammes de beurre de cacao. Cette précaution a le double avantage de rendre l'absorption plus rapide, et de faciliter l'introduction des suppositoires.

Quant aux lavements laudanisés, on comprend qu'ils puissent être fort utiles. Nous leur reconnaissons, même sur les suppositoires, l'avantage de pouvoir être préparés rapidement, tandis qu'il faut toujours assez longtemps, surtout en été, pour solidifier le beurre de cacao.

Tels sont les moyens thérapeutiques externes dont on pourra user pour faire cesser ou seulement pour diminuer les douleurs hépatiques. On doit leur donner la première place, et, en effet, on ne saurait être trop sobre de médicaments à administrer par l'estomac. Cet organe, qui est souvent le siége principal des douleurs, est rarement en état de supporter, sans en souffrir, les potions narcotiques ou calmantes, quelque soit leur composition.

Médication interne. — Tous les médicaments administrés par les premières voies ont le grave inconvénient d'augmenter les nausées et même les vomissements, si fréquents pendant les crises hépatiques. Cette susceptibilité de l'estomac est quelquefois poussée assez loin pour que tout liquide ingéré soit rejeté immédiatement; on doit donc se garder de la provoquer lorsqu'elle n'existe pas. Cependant, lorsqu'il n'y a pas de vomissements, et que les symptômes permettent de supposer l'existence d'une colique hépatique non calculeuse, on a quelquefois recours, avec succès, à une potion fortement éthérée (1), administrée par cuillerées à bouche de quart d'heure en quart d'heure. L'éther agit, probablement, en amenant une résolution générale, qui fait cesser l'état spasmodique.

Si les vomissements étaient trop violents, il faudrait les calmer en faisant avaler au malade de petits morceaux de glace. Quelques malades cherchent à provoquer ces vomissements dans le but d'obtenir la diminution très-passagère des douleurs, qui en résulte; cette pratique est mauvaise, et doit être combattue par le médecin.

Il est très-ordinaire d'entendre les malades se plaindre d'une soif extrême et d'une sécheresse insupportable de la bouche; mieux vaut, dans ce cas, permettre de temps en temps quelques gorgées d'eau fraîche,

____

(1) R. Ether sulfurique, 4 grammes [potion gommeuse, nº 1].

que d'avoir recours à la glace que nous avons vu employer dans ce cas.

Diète. — Si la durée de la crise, qui peut être de plusieurs jours, exigeait que le malade prît de la nourriture, du bouillon de bœuf peu salé, froid ou glacé, paraît être préférable à toute autre nourriture.

En joignant aux moyens divers que nous venons d'indiquer, l'usage de frictions pratiquées plus ou moins fortement sur l'épigastre et l'hypochondre, nous aurons à peu près complété la liste des moyens auxquels on pourra avoir recours pendant une crise hépatique.

Mais, que le praticien n'oublie jamais qu'il ne faut pas dépasser, dans son intervention, la mesure que comporte la connaissance qu'il a acquise de la maladie. S'il lui est permis de chercher, par tous les moyens possibles, à faire cesser les coliques non calculeuses, il n'en est plus de même s'il s'agit de crises expulsives. Dans le seul cas où la colique semblerait ne pouvoir se prolonger sans inconvénients ou sans danger pour les malades, il lui sera permis d'agir énergiquement, et ces cas sont rares. Presque toujours il devra se borner à calmer les douleurs sans chercher à les faire cesser; ce précepte est trop souvent oublié dans la pratique ordinaire; et il est fort heureux, alors, que l'action des médicaments ne soit pas assez grande pour atteindre le but qu'on se propose.

Soins à donner au malade après l'accès.

A la suite des crises de coliques hépatiques, le ma-

lade reste courbaturé pendant plusieurs jours , surtout si la crise a été un peu forte. Cet état , même lorsqu'il s'accompagne d'un état fébrile, comme cela arrive assez souvent, ne nécessite pas une intervention médicale active. Le repos au lit, des cataplasmes, ou mieux des fomentations émollientes, un ou deux grands bains d'eau de son, une alimentation modérée suffisent dans l'immense majorité des cas. Il est important de combattre la constipation par quelques lavements, ou par une très-petite dose d'un médicament laxatif ; celui que nous employons le plus souvent est l'eau de Pullna, à la dose de un à deux verres. Nous avons l'habitude de remettre, à une période un peu plus éloignée, l'emploi d'un purgatif recommandé par plusieurs auteurs, immédiatement après l'accès. « Généralement, » dit M. Willemin, « on se trouve bien de faire pren-
» dre, à la suite de l'accès, un purgatif qui débar-
» rasse l'intestin des concrétions qui peuvent y être
» tombées. »

Il nous paraît y avoir un inconvénient moins grand à laisser séjourner un ou plusieurs calculs dans l'intestin pendant trois ou quatre jours, qu'à fatiguer un malade qui se remet de sa crise, et à risquer d'en provoquer une nouvelle. On ne saurait poser à ce sujet une règle absolue, et l'état sub-inflammatoire plus ou moins prononcé des voies biliaires, doit, également, être pris en considération, lorsqu'il s'agit de stimuler l'action du foie.

II. — Traitement destiné à supprimer les coliques hépatiques.

Placé en face d'un malade qu'il veut débarrasser de coliques hépatiques, revenant à des intervalles plus ou moins rapprochés, le médecin doit, avant tout, déterminer avec soin les causes prédisposantes de la maladie qu'il a à traiter. Si, comme cela arrive dans l'immense majorité des cas, il peut rattacher l'affection du foie à une diathèse arthritique, il lui reste à s'enquérir de diverses circonstances d'une importance majeure pour l'institution du traitement. C'est ainsi qu'on examinera successivement :

Les états morbides antérieurs ou concomitants dont la suppression ou la diminution d'intensité ont pu coïncider avec la manifestation diathésique nouvelle ;

Les causes hygiéniques, physiques ou morales qui ont influé sur la production de cette manifestation ;

Les effets produits sur l'organisme par les coliques hépatiques et l'état de santé générale du malade ;

Les effets obtenus par les diverses médications essayées précédemment, soit au moment des attaques, soit dans les intervalles qui les séparent ;

La forme des accidents et l'ordre dans lequel ils se produisent, etc., etc.

En un mot, on doit étudier la maladie dans ce qu'elle a de spécial à tel ou tel individu, et ne pas se contenter d'un diagnostic banal et d'un nom de maladie.

Nous insistons sur ce point, bien que cela puisse sembler inutile. Il n'est point, en effet, deux individus chez lesquels la maladie se présente d'une manière assez semblable pour que l'on puisse prescrire un traitement absolument identique, avec les mêmes chances de succès. Le tact médical consiste tout entier à saisir ces nuances et à agir en conséquence; et, c'est parce qu'ils envisagent la maladie, abstraction faite de l'individu malade, que l'on voit des hommes si profondément versés en science médicale, n'être que de pitoyables praticiens (1).

Les principales indications à remplir, pour arriver à débarrasser les malades de leurs coliques hépatiques, sont les suivantes :

A. — Supprimer le mouvement congestif anormal, dont la glande hépatique est le siége.

B. — Régulariser l'excrétion de la bile et empêcher la stagnation de ce liquide dans les voies biliaires.

C. — Débarrasser les voies biliaires dès calculs ou de la gravelle hépatique qui peuvent y être contenus.

Reprenons chacune de ces indications principales, et voyons comment on peut espérer les remplir.

---

(1) Notons en passant que l'impossibilité de trouver deux individus pathologiquement comparables, frappe de stérilité toutes les expériences scientifiques sur l'action des médicaments, jugées par les résultats statistiques.

A. Supprimer le mouvement congestif anormal dont la glande hépatique est le siége.

Cette première indication générale est d'une extrême importance, et domine la thérapeutique des coliques hépatiques. Il suffirait de la bien remplir pour prévenir l'explosion des accidents, qui s'annoncent presque toujours avant que la maladie devienne reconnaissable.

En se reportant aux causes qui préparent et qui déterminent les coliques hépatiques, il est impossible de n'être point frappé de cette circonstance que ces causes tendent, en général, à ralentir plus ou moins la circulation périphérique, et à produire la congestion des organes abdominaux. Il est donc indispensable de stimuler l'activité de la circulation générale, avec la persévérance que demande toute médication qui s'adresse à des affections chroniques. Cette simple mention suffirait, pour indiquer que ce n'est pas dans les officines pharmaceutiques, qu'on trouvera les moyens de combattre cette torpeur de la circulation générale, trop négligée par Stahl, lorsqu'il a écrit ses immortelles pages sur l'embarras circulatoire de la veine porte. On ne doit jamais perdre de vue que ce dernier système est solidaire de la circulation générale, vis-à-vis de laquelle il joue un rôle qui correspond à celui du système pulmonaire, bien que ce rôle soit différent.

Voyons quelles sont les ressources dont dispose le médecin :

Nécessité de respecter les autres manifestations congestives. —, Son premier soin sera de respecter et de faire respecter par le malade (ce qui est plus difficile), les manifestations habituelles de l'arthritis, et surtout celles qui s'accompagnent d'un mouvement congestif tant soit peu énergique. On trouve dans ces manifestations une facilité de plus pour agir contre la congestion hépatique, qu'on est appelé à combattre.

Cette nécessité de respecter les congestions collatérales est bien plus grande encore si ces congestions aboutissent habituellement à une perte de sang. Tels sont les épistaxis, les hémorrhoïdes fluentes, les hémorrhagies habituelles se faisant par la muqueuse rectale, gingivale, vaginale, etc. Malheureusement, le fait même de la congestion hépatique a le plus ordinairement pour premier résultat de suspendre les hémorrhagies en même temps que le molimen hémorrhagique. — C'est même là ce qui a lieu, alors qu'on attribue la production de l'affection du foie à la suppression d'un flux sanguin, ou à l'omission d'une saignée périodique.

On doit également, et au même titre, se garder de supprimer, par une médication perturbatrice, les congestions qui ne vont pas jusqu'à l'hémorrhagie, telles que les migraines, les coryzas diathésiques, les congestions variqueuses (quel que soit leur siége), les affections congestives de la peau et surtout l'acne rosea et l'eczema, etc., etc. La remarque que nous venons de faire sur la suppression des hémorrhagies est également applicable ici. Les manifestations congestives

que nous venons de signaler ont souvent disparu à
l'occasion de l'apparition de l'affection hépatique.
Nous verrons bientôt comment il se fait que la guérison de cette dernière manifestation n'entraîne pas,
dans tous les cas, la réapparition des affections qui
avaient cessé de se produire.

Ce qui vient d'être dit suffit pour faire comprendre
que si le praticien croit à la possibilité de faire reparaître, chez son malade, une manifestation bénigne et
dont la suppression a coïncidé avec l'invasion des coliques hépatiques, il fera bien d'employer tous les
moyens que son expérience lui suggèrera pour obtenir
ce résultat.

*Stimulation de l'activité de la circulation par
l'exercice musculaire.* — Le médecin peut agir de
plusieurs manières sur la circulation générale, dont
l'activité est indispensable à la disparition des congestions viscérales et de la congestion hépatique en particulier, mais de tous les moyens dont il peut disposer,
le plus important est, sans contredit, l'exercice musculaire. — Aussi est-ce là une prescription d'une très-
grande importance, dans le cas dont il s'agit.

En effet, l'effort nutritif qui résulte de l'action répétée des muscles et l'accroissement de volume qui se
produit immanquablement, sont les résultats d'une
augmentation dans le fonctionnement du système circulatoire périphérique, aux dépens de la circulation
viscérale. L'accélération des contractions cardiaques et
des mouvements respiratoires, est encore un résultat important de l'action musculaire, et assure, d'une

part, une circulation capillaire plus active, de l'autre, une hématose plus complète, et par conséquent, une composition plus normale du sang. Toutes ces conditions s'opposent puissamment à la pléthore des viscères abdominaux en favorisant l'activité de la circulation générale.

Ce n'est donc point une recommandation banale que d'insister auprès des malades atteints de coliques hépatiques, pour qu'ils se livrent chaque jour à l'exercice musculaire, dans les limites de leur force, limites que l'habitude reculera bientôt. Les nécessités de la vie sociale, telle qu'elle est instituée, l'âge des malades, la force des habitudes prises, rendent malheureusement les conseils du médecin inutiles dans bien des cas. C'est à lui à convaincre ses malades de l'importance de ses recommandations ; c'est aussi à lui à choisir les exercices les mieux appropriés au goût, à la position, à l'âge de chacun.

Nous avons l'habitude de prescrire assez souvent l'escrime aux jeunes sujets du sexe masculin, ou bien encore la gymnastique de chambre (système Pichery), qui a l'avantage de convenir aux personnes de l'un et de l'autre sexe. L'exercice d'un travail manuel est quelquefois préféré ; mais il faut exiger, absolument, la marche pendant un temps proportionné aux forces, et pratiquée en plein air, pour ceux qui ne peuvent ou ne veulent s'astreindre à aucun travail musculaire.

Quel que soit le genre d'exercice choisi, on doit recommander de l'arrêter à un commencement de fatigue, et d'éviter toute secousse et toute pression sur le foie. Cette raison doit faire rejeter, presque toujours, l'équitation et les cahots de la voiture, surtout si, comme il arrive fréquemment, le foie est douloureux.

Il est très-ordinaire de rencontrer des malades du sexe féminin qui opposent à vos prescriptions ce fait, qu'elles s'occupent activement du soin de leur ménage, et qu'elles restent debout ou circulent dans la maison, presque tout le jour. On doit insister, néanmoins, sur l'obligation de faire régulièrement et en plein air un exercice suffisant pour stimuler le mouvement circulatoire, exercice que ne remplace nullement la fatigue qui résulte de la station ou des mouvements peu étendus, et surtout peu rapides, que nécessitent la surveillance ou les travaux intérieurs.

Stimulation de la circulation générale par l'action directe sur la peau. — Nous nous arrêterons moins longtemps sur les moyens destinés à entretenir ou même à augmenter le travail circulatoire, si puissant, dont la peau est le siége. L'insolation, l'usage des vêtements de laine portés sur la peau et surtout sur les extrémités inférieures, les frictions sèches ou stimulantes, le massage, sont des médications trop connues et trop généralement appréciées pour qu'il soit utile de faire ressortir leurs avantages dans le cas présent.

Cependant, nous devons dire un mot du moyen le plus puissant qui existe pour stimuler les fonctions cutanées. L'hydrothérapie, sous ses diverses formes d'application, est un adjuvant puissant, dont la place est souvent indiquée dans le régime hygiénique des individus atteints de coliques hépatiques. On a rapporté des cas de guérison obtenue par ce seul moyen, et nous pensons qu'on peut en faire, dans le cours de cette maladie, un usage beaucoup plus étendu qu'on n'a l'habitude de le faire. Nous l'avons rarement prescrite dans les intervalles des cures minérales faites à Vichy, et en voici la raison : Il est entré dans les habitudes médicales de prescrire l'hydrothérapie dans des établissements où les malades séjournent; or, cette circonstance a empêché, même dans les plus grands centres de population, à Paris par exemple, l'installation d'établissements hydrothérapiques bien organisés, soit au point de vue du personnel, soit au point de vue des appareils et de l'outillage. L'hydrothérapie n'a donc pu pénétrer, comme elle devait le faire, dans nos habitudes hygiéniques. Le prix des douches les plus simples, prix dont l'élévation est maintenue par les frais considérables de premier établissement, et le chiffre restreint de la clientèle est encore une raison du peu de succès des tentatives faites pour vulgariser l'usage de l'hydrothérapie. Il en est une autre, non moins puissante, c'est la perte de temps qu'entraîne la nécessité où se trouvent les malades d'aller, chaque jour, à des distances presque toujours considérables, chercher un moyen de guérison, qu'ils devraient trouver à leur porte. L'hydrothérapie ne sera réellement applicable, dans les grandes villes, que lorsqu'elle aura trouvé sa place dans chaque établissement de bains.

A la campagne, où les locaux d'habitation sont moins restreints, nous avons l'habitude de conseiller l'installation d'un appareil à douches en pluie, et ce moyen suffit lorsqu'on a eu la précaution de le faire précéder d'une sudation active, c'est-à-dire, obtenue par un exercice suffisant pour préparer la peau au mouvement réactionnel dont elle va être le siége. — Exercice musculaire et hydrothérapie, telle est la formule de Priessnitz, formule négligée par les médecins spécialistes, qui croient pouvoir, trop souvent, remplacer l'exercice musculaire par des sudations passives.

Quoi qu'il en soit, on doit compter de plus en plus sur l'hydrothérapie comme sur un stimulant puissant de la circulation périphérique. C'est ainsi que ce moyen agit probablement lorsqu'il dissipe les engorgements chroniques, et les faits ne laissent, à cet égard, aucun doute sur son efficacité.

Emissions sanguines : Nous avons vu, à propos du traitement des crises hépatiques, quelle pouvait être l'utilité des émissions sanguines. Celles-ci trouvent, également, leur place, lorsqu'il s'agit de combattre l'état congestif du foie, et de remplir ainsi la première indication du traitement des coliques hépatiques.

La question des émissions sanguines, chez les arthritiques, est une des plus intéressantes de la thérapeutique, et mériterait d'être examinée avec des développements que ne comporte pas le plan de ce mémoire; nous nous bornerons donc, strictement, à ce qui touche à la maladie dont nous nous occupons.

Les émissions sanguines, dans les coliques hépatiques, ont été mises en usage surtout pendant les crises. On devrait, peut-être, les employer plus fréquemment pour combattre la congestion hépatique chronique, qui entretient et renouvelle ces crises.

Les saignées générales préventives qui sont aujourd'hui, et à juste titre, sorties de la pratique ordinaire, avaient, exceptionnellement, leur utilité chez certains individus, et devenaient une sorte d'évacuation, supplémentaire de congestions, d'hémorrhagies, et même de manifestations diverses de l'arthritis. On ne doit donc pas les rejeter entièrement, et il y a des cas où la *congestivité* des malades est telle, qu'on doit y avoir recours, pour faire cesser un état qui peut aboutir à des désordres sérieux.

Cependant, dans le cas particulier qui nous occupe, on est rarement obligé de pratiquer des saignées générales. Il n'en est pas de même des émissions sanguines locales; ici, l'indication se présente souvent, et toutes les théories faites contre les émissions sanguines, ne doivent pas empêcher le praticien d'y obéir.

Toutes les fois que, chez un individu atteint de coliques hépatiques, la circulation est normale ou présente une activité exagérée, si la congestion du foie est appréciable, si, en même temps, il y a des phénomènes de pléthore, il ne faut pas hésiter à prescrire des émissions sanguines. Cette nécessité est plus grande encore si l'on a affaire à des sujets chez lesquels il y a eu suppression d'un flux hémorrhagique habituel, et chez les femmes, au moment de la menopause. — Telle est la formule générale.

Dans quelle mesure, de quelle manière, et sur quel point doivent être pratiquées ces émissions sanguines ? Un examen rapide nous permettra de répondre catégoriquement à ces questions.

Le but qu'on se propose est évidemment de vider en partie le système circulatoire général et surtout d'obtenir le désengorgement du tissu hépatique. — Il est donc indispensable dans un état chronique comme l'est la congestion du foie, d'agir avec une certaine continuité; — mais, pour pouvoir répéter sans inconvénient, à des intervalles un peu rapprochés, les émissions sanguines, il faut nécessairement que la quantité de sang perdue chaque fois soit peu considérable.

Ainsi, comme première règle, nécessité de répéter les émissions sanguines, et de ne tirer qu'une petite quantité de sang à la fois, si l'on veut diminuer le raptus congestif qui se fait vers le foie.

Nous ferons remarquer, incidemment, que la déplétion légère des vaisseaux qui sont le siége de la congestion, facilite doublement la résolution de cette congestion; en effet, outre la diminution dans la quantité du sang qui afflue vers la partie congestionnée, il doit y avoir augmentation dans la contractilité des parois vasculaires qui cessent d'être distendues.

Pour obtenir les effets qu'on est en droit d'attendre de la déplétion directe du système circulatoire de la partie congestionnée, l'émission sanguine doit porter

sur ce système, ou aussi près de ce système que possible. — Quel est le point qu'on choisira, lorsqu'il s'a-
git de vider le système sanguin du foie? — Nous l'avons
déjà dit, ce point est la partie accessible des plexus hémorrhoïdaux, c'est l'anus.

En choisissant l'anus pour le siége des émissions sanguines, nous nous écartons de la pratique la plus ordinaire qui veut que l'émission sanguine soit faite sur
l'hypochondre droit, ainsi qu'on peut s'en assurer en
examinant la peau du ventre des malades atteints de
coliques hépatiques. Cependant, nous croyons être
dans le vrai, et voici les raisons sur lesquelles se fonde
l'opinion que nous soutenons.

Les plexus hémorrhoïdaux forment un lacis vasculaire extrêmement riche, aboutissant au système
porte et communiquant par anastome avec le système
circulatoire général. Ce lacis forme autour du rectum un tissu éminemment congestible, en dehors
même de toute disposition aux flux ou aux tumeurs
hémorrhoïdaires. — Sous l'influence de la succion
des sangsues, puis de l'irritation déterminée par les
piqûres et du prurit qui en résulte, il se fait, dans
ce terrain si bien préparé, une congestion assez du-
rable et qui contribue, pour sa part, au résultat
qu'on attend des émissions sanguines. N'oublions pas
non plus, que l'orifice inférieur du canal intestinal
est le point où se font le plus souvent les hémorrhagies ou les congestions supplémentaires naturelles, en raison probablement des relations vascu-

laires si intimes qui le relient au système veineux abdominal (1).

Lorsqu'au contraire on applique les sangsues sur l'hypochondre droit, il est probable que leur effet se borne à la déplétion du système vasculaire général, et a un effet légèrement révulsif. Il y a donc obligation d'employer un plus grand nombre de sangsues à la fois pour obtenir le même effet, ce qui est un inconvénient, en empêchant de revenir à la même médication. Quant à l'effet révulsif, on l'obtiendrait plus sûrement par l'application d'un ou de deux sinapismes.

Nous avons l'habitude, lorsque les émissions sanguines nous paraissent indiquées, de faire répéter, à un ou deux mois d'intervalle, une application de quatre à six sangsues à l'anus. — Dans quelques cas, il est même indispensable de faire continuer cette médication pendant un certain temps.

Il nous arrive, parfois, de faire précéder l'époque où l'on applique les sangsues, de l'administration de l'aloës à la dose minime de cinq à dix centigrammes pendant une huitaine de jours. Cette pratique, que nous employons surtout pour les individus chez lesquels un flux ou une congestion hémorrhoïdaire habituelle s'est supprimée, ou chez la femme après la menaupose, remplace, dans une certaine mesure, le molimen qui précède les évacuations sanguines naturelles.

(1) La muqueuse de Schneider paraît remplir pour la circulation encéphalique un rôle analogue à celui des plexus hémorrhoïdaux pour le système abdominal.

Telles sont les médications qui s'adressent le plus directement à l'élément congestif de la maladie calculeuse du foie. On pourrait y joindre tous les moyens thérapeutiques, que nous allons examiner, et qui sont destinés à remplir les deux autres indications du traitement.

B. Régulariser l'excrétion de la bile et empêcher la stagnation de ce liquide dans les voies biliaires.

Les rapports intimes, existant entre la digestion et l'excrétion du liquide biliaire, établissent entre le foie et l'estomac une solidarité qu'on ne saurait révoquer en doute. Lorsque la digestion se fait mal, la bile est versée dans le tube digestif d'une manière irrégulière ; et d'un autre côté, si l'excrétion trop abondante de ce liquide provoque des troubles digestifs, la diminution ou la cessation complète de son écoulement par le canal cholédoque est le point de départ d'une lésion des fonctions digestives, et consécutivement, de l'assimilation et de la nutrition.

Lorsqu'il existe des calculs hépatiques ou seulement de l'inflammation des voies biliaires (inflammation sui generis, ou qui s'est propagée des parties voisines telles que le péritoine, l'estomac ou le duodenum, peu importe), il se produit une nouvelle cause de rétention biliaire, déjà signalée plus haut, et sur laquelle nous attirons de nouveau l'attention du lecteur. — Nous voulons parler de la gêne ou de la lenteur de la progression de la bile dans les canaux biliaires, sous l'influence de la paralysie des fibres contractiles, au voisinage de l'inflammation (1).

D'un autre côté, il faut bien reconnaître que, depuis quelques années et par l'effet de la réaction qui a suivi la chute des doctrines de Broussais, l'élément inflammatoire a été beaucoup trop négligé dans l'étude des affections de l'estomac. Un état inflammatoire ou sub-inflammatoire de la muqueuse gastrique est un élément très-fréquent d'un grand nombre de dyspepsies soi-disant idiopathiques.

Il est un autre fait dont l'existence ne peut laisser de doute, c'est l'explosion fréquente des accidents spasmodiques qui constituent la crise de coliques hépatiques, sous l'influence d'une stimulation directe de la muqueuse gastrique (2). Ce fait paraît être en contradiction avec celui que nous venons de rappeler dans le paragraphe précédent. Il n'en est rien, cependant, car l'on ne saurait comparer l'action d'une stimulation énergique (extérieure, pour ainsi dire) à celle d'une inflammation plus ou moins chronique.

Les faits que nous rappelons ici doivent servir de bases au praticien, pour remplir la deuxième indication générale du traitement. Il doit tout d'abord régu-

---

(1) Cette action de la phlogose sur les fibres musculaires a été professée par M. Gendrin, depuis longues années, dans ses cliniques. Nous croyons que M. Jaccoud, dans sa traduction de Graves, attribue, à tort, au professeur Stokes, le mérite d'avoir élevé cette particularité à la hauteur d'une loi.

(2) Voir le travail de Beau, publié dans les Archives de médecine.

lariser l'état des digestions et régler le régime diété-
tique.

Diète. — Les malades atteints de coliques hépatiques sont, en général, des individus chez lesquels la
nourriture est prise en trop grande quantité ou est
d'une qualité trop réparatrice ; que ces individus, par
profession ou accidentellement, cessent de mener une
vie active, ou, en d'autres termes, que les éléments
nutritifs introduits dans l'économie ne soient plus dé-
pensés, la crase du sang se modifie et la circulation
ne se fait plus comme dans l'état de santé. Dans les
circonstances que nous venons d'indiquer, il peut se
faire, et il arrive souvent, en effet, que la première
manifestation de cet état morbide générale, soit la
colique hépatique, précédée, ou non, de symptômes
dyspeptiques.

Le régime alimentaire des malades atteints de coliques hépatiques doit donc être surveillé au point de
vue de la qualité des aliments et de leur quantité.

La première condition sur laquelle on doit insister,
c'est la régularité des repas. Il paraît indispensable
d'exiger cette régularité, qui se reproduit secondaire-
ment dans l'excrétion de la bile. Outre l'influence de
la digestion sur cette excrétion, on obtient ainsi une
sorte d'habitude d'évacuation, semblable à celle qui se
retrouve pour les autres excrétions. De plus, la régularité du moment des repas implique une certaine
modération dans la quantité des aliments ingérés. —
Dans la vie habituelle et pour les adultes, deux repas
par jour sont suffisants pour obtenir ce résultat. Mais

ces repas doivent être espacés convenablement, et l'on ne saurait trop s'élever contre l'habitude prise., dans les grandes villes, de retarder le déjeuner jusqu'à midi. Il arrive alors que la digestion est à peine terminée lorsque arrive l'heure du dîner. De cette façon, on réunit les deux repas dans un espace de 6 ou 7 heures et l'estomac cesse ensuite d'agir pendant dix-sept ou dix-huit heures. Toutes les fois que cela est possible, nous prescrivons deux ou même trois repas, aussi régulièrement espacés que les circonstances le permettent.

La quantité des aliments doit toujours être assez modérée, pour que la digestion se fasse très-facilement. Mieux vaut rester en deçà que de dépasser la mesure. Nous avons signalé plus haut l'influence d'une trop grande quantité d'aliments, prise accidentellement, sur la production des crises de coliques hépatiques. Presque tous les goutteux mangent trop, en raison des conditions sociales qui leur permettent de satisfaire leurs appétits plus ou moins déréglés.

La qualité et la nature des aliments doit nous occuper ensuite, et les considérations qui précèdent font pressentir ce qu'il nous reste à dire sur ce sujet. Les aliments devront être d'une digestion facile et peu réparateurs. On rejettera ceux qui, par leur nature, sont difficilement assimilables, et qui exigent un temps considérable pour le devenir.

C'est pour obéir à ces conditions plutôt que par une condescendance plus ou moins irréfléchie à des théories au moins douteuses sur la formation des calculs biliaires, que nous proscrivons le plus complétement possible, dans l'alimentation, les corps gras, graisses, beurre, sauces au beurre roussi, la charcuterie, la crême, les crudités, si l'estomac les supporte mal. On doit également prescrire une grande modération dans l'emploi des aliments farineux, tels que le pain, la pâtisserie, les pâtes, les légumes farineux, etc.; outre ces indications, on devra conseiller à chaque malade de s'abstenir des aliments qu'il digère, habituellement, avec difficulté.

L'alimentation des individus atteints de coliques hépatiques se composera surtout de viandes blanches, accommodées très-simplement, de légumes herbacés, de poisson blanc, d'œufs frais, et en un mot tous les mets d'une digestion facile. On fera bien de supprimer les vins purs, la bière, le cidre, les liqueurs, et en général, tous les mets et toutes les boissons excitantes.

Nous n'insisterons pas davantage. Il nous suffira d'avoir appelé l'attention sur la nécessité d'exiger des malades une diète régulière, et d'avoir insisté sur cette condition hygiénique, plus puissante qu'on ne le suppose au premier abord pour assurer la disparition de la maladie, et surtout pour en prévenir le retour.

Tisanes. — Il est assez difficile d'imposer à des malades qui, dans l'intervalle des crises, se portent assez bien, l'obligation de faire usage de boissons médicamenteuses. Cependant, il est très-utile d'insister sur l'usage habituel de boissons délayantes que l'on pourra varier; toutes les boissons émollientes sont indiquées. Durande faisait un usage fréquent d'eau pure, dans la-

quelle il faisait délayer des jaunes d'œuf, et à laquelle il
mêlait quelques gouttes de l'élixir minéral de Hoffmann. Il attribue à cette tisane la propriété de déterminer un écoulement plus abondant de la bile.

L'auteur que nous venons de citer insiste avec
juste raison sur la nécessité de soumettre les malades
à un traitement préparatoire, avant d'administrer le
mélange d'éther et de térébenthine qui porte son nom.
Or, ce traitement se réduit à l'administration de boissons émollientes, qu'il faisait continuer fort longtemps
avant de prescrire son remède. — Il indique, de préférence, les tisanes légèrement laxatives, le bouillon de
veau, le bouillon de poulet, la limonade, etc., etc.
On peut se demander si ce traitement préparatoire n'a
pas eu une certaine part dans les heureux effets d'un
médicament que l'expérience des modernes n'a pas
trouvé complétement à la hauteur de la réputation
dont il a joui à une certaine époque.

En tout cas, il est indispensable d'exiger des malades qu'ils fassent habituellement usage d'une assez
grande quantité de boissons aqueuses.

Purgatifs: — Nous sommes bien loin aujourd'hui
de l'époque où l'on traitait les coliques hépatiques par
des purgatifs et par des vomitifs, suivant la méthode
conseillée par Héberden. Cette méthode paraît avoir
donné lieu à des accidents assez sérieux, pour qu'elle
ait été rejetée par Durande qui réservait l'usage des
purgatifs pour le moment où les calculs biliaires
étaient présumés dissous par l'administration prolongée du remède qu'il a préconisé.

L'excitation de la muqueuse du tube digestif, produite par une substance purgative, détermine des contractions de l'intestin et de l'estomac qui se propagent au système excréteur de la bile; et ce liquide est versé en quantité plus considérable que de coutume dans le tube digestif dont il stimule encore les contractions expulsives. — Telle est l'idée la plus générale que l'on puisse se faire de l'action des éméto-cathartiques sur l'excrétion biliaire.

Si l'évacuation de la bile placée en réserve dans la vésicule est provoquée par l'action du purgatif, les calculs contenus de la vésicule doivent avoir une grande tendance à effectuer leur migration en même temps. Il n'y a donc rien d'étonnant à ce que l'on ait accusé l'usage des évacuants de provoquer des coliques hépatiques.

Si, d'un autre côté, l'on admettait que les calculs existant dans la vésicule dussent nécessairement être expulsés pour que la guérison soit possible, il y aurait indication formelle à employer les purgatifs et même les vomitifs, comme le voulait Héberden. Mais la colique hépatique, ainsi que nous l'avons vu, est un acte pathologique complexe et qui ne peut guère se produire à volonté.

Nous avons dit plus haut que les coliques hépatiques se succèdent souvent par séries auxquelles succède un intervalle de repos plus ou moins prolongé. Cette condition doit, à notre avis, être prise en grande considération lorsqu'on prescrit un médicament purgatif. Si le malade vient d'avoir un ou plusieurs accès, le purgatif sera suffisant, peut-être, pour déterminer un nouvel accès. Il n'en est plus de même si la maladie est dans une période de repos; on peut sans crainte, alors, avoir recours à un moyen thérapeutique dont l'utilité, au point de vue de l'excrétion biliaire, est certaine.

Y a-t-il avantage à employer une substance médicamenteuse plutôt qu'une autre, pour déterminer les purgations? Nous le pensons, sans pouvoir en donner une preuve certaine. Excepté dans les cas où l'on tient à déterminer une congestion hémorrhoïdaire, on doit rejeter les purgatifs drastiques, dont l'action porte surtout sur le gros intestin. Nous préférons de beaucoup les purgatifs salins dont l'action ne se prolonge pas et donne lieu, moins souvent, à des phénomènes inflammatoires durables.

On a préconisé le calomel dans le cas dont il s'agit, comme dans toutes les maladies du foie, en se fondant sur les selles vertes déterminées par ce médicament. M. le docteur Bourdon donne à ses malades atteints de coliques hépatiques, le calomel associé à la belladone. Cette pratique lui a donné de bons résultats, et nous ne voyons aucun motif qui puisse la faire rejeter. Cependant, nous devons faire quelques réserves sur la théorie dont cette médication procède. En effet, il n'est pas parfaitement prouvé que les selles vertes auxquelles donne lieu le calomel, soient composées et colorées par la bile. Des recherches faites en Angleterre sur les liquides excrémentitiels colorés en vert, il résulte que la coloration dont il s'agit, est quelquefois due à la présence du sang (1).

Le purgatif auquel nous avons le plus habituellement recours, est l'eau de Sedlitz ou l'eau de Pullna, à la dose de 2 à 4 verres, suivant la susceptibilité individuelle des malades. Il nous arrive assez souvent, de prescrire un ou deux verres d'eau de Pullna pendant deux jours de suite. Cette manière d'agir paraît être utile pour vider complétement l'intestin, sans s'exposer à des récidives de crises, lorsque celles-ci ne se sont arrêtées que depuis peu de temps.

Nous avons également l'habitude de prescrire l'usage d'un purgatif salin toutes les six semaines ou tous les deux mois; — et dans l'intervalle d'une saison à Vichy, nous recommandons de faire précéder les périodes où l'eau de Vichy doit être bue à domicile, par un purgatif.

On assure par la médication que nous venons d'indiquer, un écoulement plus complet de la bile, et on s'oppose ainsi à l'accumulation et à la stagnation de ce liquide dans la vésicule.

L'emploi des vomitifs doit être rejeté dans tous les cas, et on ne doit y avoir recours que pour obéir à des indications accessoires formelles.

Des sucs et des extraits végétaux. — L'emploi des sucs végétaux pour la guérison de la lithiase biliaire était d'un emploi fréquent dans la médecine

____

(1) Voir Archives de Médecine, 1855.

des anciens. — Cette médication a peut-être son origine dans la remarque faite par Glisson sur la rareté des calculs biliaires chez le bœuf à l'époque où il se nourrit de végétaux frais. Le suc des végétaux frais et surtout des plantes *savonneuses* (pour parler le langage des anciens) agit-il par son alcalinité sur la composition de la bile ? L'effet produit n'est-il pas dû plutôt à l'action rafraîchissante laxative et des sucs d'herbes ? Quoi qu'il en soit, il nous paraît impossible de nier les bons effets de cette médication, lorsqu'on en use avec persévérance. — Dès le début de notre pratique médicale, et sur les conseils de M. le docteur Fauconneau-Dufresne, qui jouit d'une autorité si grande et si justement méritée sur la matière, nous avons employé les extraits de saponaire, de pissenlit, etc., avec des résultats qui permettent d'affirmer que ce moyen de traitement mérite de n'être pas oublié dans la thérapeutique des coliques hépatiques.

Nous prescrivons les extraits de préférence aux jus d'herbes, en raison de la facilité plus grande que trouvent les malades à les prendre sous la forme pilulaire (1). Cette médication doit être continuée longtemps et avec persévérance ; — il n'y a aucun inconvénient à la faire entrer dans les habitudes de chaque jour, pendant une année et plus.

(1) Notre formule est le plus souvent celle-ci :

Pr. — Extrait de pissenlit. — 20 grammes.
    »   de saponaire. } â à.
    »   de fumeterre. } 10 grammes.
F. S. A. 40 bols. — Prendre un ou deux de ces bols, à chaque repas.

Au début de notre pratique, nous avions l'habitude de mêler aux extraits d'herbes une petite quantité de bicarbonate de soude. — Nous y avons renoncé, préférant donner les alcalins sous forme d'eau de Vichy transportée; mais on pourrait y revenir en cas de nécessité.

Les extraits d'herbe ne peuvent être pris à dose assez élevée pour combattre la tendance si forte à la constipation, qui existe chez quelques malades atteints de coliques hépatiques. — Cependant, on y trouve un auxiliaire utile, pour atteindre ce but, et c'est surtout en raison de cette circonstance que nous avons rangé cette médication parmi les moyens propres à assurer l'évacuation régulière de la bile. Il nous est arrivé plusieurs fois de prescrire, avec succès, ce médicament à des malades qui se plaignaient d'une pesanteur douloureuse dans la région du foie, entre les crises éloignées de coliques hépatiques.

Nous ne pousserons pas plus loin l'étude des moyens à employer pour favoriser l'évacuation régulière de la bile. Chaque praticien trouvera chez les malades qu'il aura à soigner des circonstances spéciales qui lui dicteront des prescriptions particulières pour atteindre le but que nous venons de spécifier.

C. Débarrasser les voies biliaires des calculs ou de la gravelle hépatique qui peuvent y être contenus.

L'indication que nous venons de formuler, peut être remplie de deux manières : en provoquant l'expulsion des calculs contenus dans les voies biliaires, ou bien en en obtenant la dissolution. Ce dernier effet a été le but idéal de beaucoup d'efforts ; disons de suite que ces essais ont été malheureux, malgré les illusions qu'ils ont fait naître chez ceux qui s'y livraient.

Est-il possible d'obtenir la dissolution d'un calcul biliaire contenu dans la vésicule ? — Plusieurs auteurs éminents, Durande entre autres, le croyaient, et, de nos jours, M. le docteur Willemin professe une opinion analogue. Malgré l'autorité qui s'attache justement au nom d'hommes aussi compétents, l'opinion contraire nous paraît être beaucoup plus probable.

Les partisans de la dissolution se fondent surtout sur des expériences directes. Les calculs biliaires plongés dans un liquide quelconque (éther, térébenthine ou eau de Vichy, etc., etc.), se sont dissous plus ou moins complétement après un laps de temps variable. Tel est le premier argument qu'ils invoquent en faveur de la possibilité de la dissolution.

Des malades atteints de calculs biliaires, ou, pour parler plus exactement, de coliques hépatiques, ont vu cesser ces accidents après une médication destinée à obtenir la dissolution des calculs, et sans qu'il se soit produit de nouvelles coliques. Quelques faits de cette nature ont été cités dans le travail de Durande. M. le docteur Willemin cite également un fait auquel il semble attacher une grande importance, et où des calculs, sentis directement dans la vésicule biliaire, auraient disparu à la suite d'un traitement thermal à

Vichy. Ces faits ont été cités à l'appui de la dissolution des calculs biliaires.

Comme troisième ordre de preuves en faveur de ce mode de guérison, on a donné la découverte, dans les selles, de calculs en voie de dissolution.

Ces preuves sont loin d'être convaincantes, et leur valeur a été mise en doute par la plupart de ceux qui ont écrit sur les coliques hépatiques; mais, nul ne l'a fait avec un sens pratique plus remarquable que Pujol (1). Cet auteur fait remarquer que les calculs biliaires, variables dans leur composition, ne sont pas tous solubles dans les mêmes substances. — Que, d'ailleurs, trouvât-on une substance infaillible dans sa puissance dissolvante, cette substance assimilée par la digestion, mêlée aux sucs digestifs, puis confondue dans la masse du sang en même temps que les sucs chyleux, ne pourrait guère avoir conservé sa puissance, et ne peut exercer son action, supposée, que médiatement par la bile ou les mucosités des parois vésiculaires. Le même auteur admet, de plus, que lorsque la vésicule contient des calculs, elle ne manque pas de se contracter, et qu'elle refuse tout accès à la bile hépatique. Cette opinion est peut-être hasardée; mais on peut sans crainte accepter les conclusions de l'auteur, lorsqu'il dit : « Convenons donc de bonne » foi que nous ne possédons pas plus des lithontripti- » ques biliaires, que des lithontriptiques urinaires; » que la pierre philosophale et la panacée universelle

____

(1) Pujol (de Castres), *loc. cit.*, p. 411 et suiv.

» ne sont pas plus introuvables que de tels remèdes;
» et que si l'enthousiasme ne se lasse pas d'en inven-
» ter, l'expérience et le bon sens finissent toujours
» par les proscrire (1). »

Les calculs en voie de dissolution trouvés dans les selles après l'usage de médicaments dissolvants, peuvent très-bien n'être que des calculs en voie de formation; quant à la bile poisseuse, noirâtre, etc., qui a été considérée comme le produit de la dissolution de calculs biliaires, son existence seule suffirait pour donner lieu à de véritables coliques hépatiques, et rien ne prouve qu'il y ait jamais eu de calculs biliaires.

Les faits où la cessation des coliques hépatiques a été obtenue sans qu'il y ait eu expulsion de calculs par des crises hépatiques, n'ont pas plus de valeur, lorsqu'on les examine. En effet, rien ne prouve qu'il y ait eu des calculs hépatiques, ni que ces calculs aient quitté la vésicule biliaire, ni même qu'ils n'aient pas franchi, sans douleur, les canaux biliaires, ainsi que le prouve une observation que nous avons citée plus haut.

Dans l'observation rapportée par M. Willemin, il s'agit d'une femme chez laquelle on pouvait sentir les calculs dans la vésicule distendue. A la fin du traitement, on ne sentait plus ces corps étrangers, bien que la vésicule fût redevenue appréciable au toucher. — Il n'y avait eu, pendant le traitement à Vichy, que quel-

____

(1) Id., p. 414.

ques douleurs sourdes et des malaises semblables à ceux qui marquaient le début des crises.

Notre confrère a cru pouvoir en conclure « que le » médicament (l'eau de Vichy) introduit par la cir- » culation dans le sang et dans tous les organes, a » dissous les concrétions ou qu'elles sont sorties de » la vésicule sans un de ces efforts violents qui ac- » compagnent, d'ordinaire, leur expulsion. » ..... « Il » faut supposer, » ajoute-t-il, « que les concrétions » avaient été dissoutes et rendues friables par leur » séjour au milieu d'une bile modifiée (1). »

Nous avons eu à soigner, cette année même, un homme placé dans des circonstances analogues, et chez lequel on avait senti les calculs dans la vésicule, lors d'une crise subie à Paris. La vésicule était complé- tement cachée par le foie lorsqu'il quitta Vichy. — Cependant, deux jours après le retour de ce malade chez lui, les coliques hépatiques éclataient de nou- veau.

La possibilité d'une dissolution des calculs dans l'in- térieur de la vésicule est donc loin d'être prouvée, et l'opinion contraire réunit les plus grandes probabilités.

Il est impossible, toutefois, de passer sous silence le fameux mélange de Durande, qui a eu et qui a encore tant de vogue. Hâtons-nous de le dire, on a rapporté de nombreuses observations qui ne laissent aucun doute sur son efficacité.

Nous devons, d'abord, faire remarquer les précautions

______

(1) Willemin, *loc. cit.*, p. 115 et 116.

infinies avec lesquelles Durande administrait son mélange. Il soumettait ses malades à un régime émollient, et il pratiquait même, auparavant, une ou plusieurs saignées. Que de précautions encore pendant le
temps où le malade était soumis au médicament! Le
régime préparatoire par les boissons émollientes, durait
parfois jusqu'à trois mois. Ne peut-on se demander si
ce régime, véritable traitement, ne doit pas entrer en
ligne de compte?

Est-il bien prouvé, en second lieu, que le remède
de Durande guérisse en dissolvant les calculs, lorsqu'il guérit? L'opinion généralement adoptée, aujour-
d'hui, est que ce remède agit en facilitant l'expulsion
des calculs, soit par ses propriétés antispasmodiques,
soit en provoquant des contractions expulsives.

En tout cas, il faut manier le remède de Durande
avec les précautions très-grandes, indiquées par son auteur, et que l'on néglige trop de nos jours. Ce médicament n'est pas toléré par quelques malades, et il est
très-désagréable à tous. Or, il faut le prendre à doses
assez fortes pour qu'il agisse, puisque Durande éva-
luait à une livre la quantité du remède à absorber pour
obtenir la guérison, et c'est là une difficulté que ne
supprime pas la faculté qu'on a, aujourd'hui, de donner le remède de Durande en capsules.

Nous ne parlerons pas de tous les autres dissolvants,
y compris le chloroforme qu'on a voulu substituer à
l'éther. Quant au traitement alcalin, il en sera question dans un article séparé.

L'expulsion des calculs, ou de la gravelle hépatique,

s'obtient surtout en respectant les efforts de la nature au moment des coliques calculeuses, mais, il est souvent difficile de résister aux instances des malades qui veulent être débarrassés, à tout prix, de leurs intolérables douleurs. Nous avons vu que certains remèdes et les antispasmodiques surtout, pouvaient favoriser la sortie des calculs. Mais il est dangereux de provoquer les crises de coliques hépatiques par des vomitifs ou par des excitants des premières voies.

Le traitement chirurgical, c'est-à-dire l'évacuation des calculs de la vésicule, proposée par J.-L. Petit, est si rarement indiqué que nous ne nous y arrêterons pas. — Dans les cas particuliers où on doit y avoir recours, l'usage du bistouri nous paraît devoir céder le pas au caustique: le traitement de Récamier pour les kystes hydatiques nous paraît être le seul' applicable, ainsi que l'a proposé M. Fauconneau-Dufresne. Nous renvoyons à cet auteur ceux de nos lecteurs qui désireraient avoir des détails plus circonstanciés sur cette opération, qui est trop exceptionnelle pour rentrer dans le cadre de la pratique (1).

____

(1) Fauconneau-Dufresne, *loc. cit.*, p. 475.

APPENDICE.

Du traitement des coliques hépatiques par l'eau minérale de Vichy.

Les eaux thermales de Vichy tiennent une place des plus importantes dans la médication des coliques hépatiques. Les résultats obtenus ne laissent aucun doute sur l'efficacité de ce traitement, et cette efficacité est assez généralement reconnue pour que nous ne puissions être accusé d'illusions à cet égard. Notre position médicale nous impose, il est vrai, l'usage presque exclusif de cette médication, et nous manquons d'éléments de comparaison entre les effets des eaux à Vichy et dans les autres stations minérales. Cependant, nous n'hésitons pas à proclamer l'excellence d'un moyen thérapeutique que nous avons prescrit et vu prescrire, à un nombre très-considérable de malades, et qui réussit dans la presque totalité des cas. Les coliques hépatiques étant de toutes les manifestations arthritiques, celle dont la disparition est le plus sûrement obtenue par l'eau de Vichy, et, probablement, par toutes les eaux minérales analogues.

Notre conviction sur ce point est si complète, que nous n'hésitons pas à promettre, dès le début du traitement, la guérison de cette affection. Et, presque jamais, nous n'avons eu à nous repentir de nous être prononcé aussi catégoriquement.

Pour mettre de l'ordre dans ce qui nous reste à dire, nous examinerons successivement les effets des eaux de Vichy, le mode d'action probable de ces eaux, et, enfin, les règles qui doivent être suivies dans l'application du traitement.

§ I.

Effets du traitement thermal à Vichy.

Lorsqu'on soumet un malade à un traitement thermal, cette médication par excellence des maladies chroniques, il faut se bien convaincre que la modification de la santé ne se produira qu'avec lenteur.

Les effets des traitements thermaux à Vichy, dans les cas de coliques hépatiques, n'échappent point à cette règle; s'il se produit, pendant le séjour aux eaux, et souvent dès les premiers jours, des modifications de l'état des malades, il arrive très-fréquemment que ces changements n'apparaissent qu'à une époque plus ou moins éloignée de la cure thermale.

De là la nécessité d'examiner les effets du traitement séparément, suivant qu'ils sont immédiats ou consécutifs.

Effets immédiats. — Le premier effet qui se produit à Vichy, dès les premiers jours, est une amélioration sensible des fonctions digestives. Des malades, qui depuis longtemps éprouvaient du dégoût pour la nourriture, ou digéraient mal, sentent l'appétit renaître, ou tout au moins leur répugnance pour les aliments diminuer.

Ce symptôme d'amélioration est plus marqué s'il

existe un peu d'ictère, et est plus prononcé chez les malades atteints de coliques hépatiques que dans toute autre maladie, en raison de l'état nauséeux qu'ils présentent souvent à un haut degré.

Il est rare qu'il se montre des coliques hépatiques dans ces premiers jours de traitement; et, à part un peu de constipation, tout se passe bien, jusque vers le milieu ou la fin du deuxième septenaire.

C'est, en général à cette époque, que les crises provoquées par le traitement se produisent en nombre variable et à intervalles irréguliers. Quelquefois, le malade en cherche la cause dans un écart de régime, un repas indigeste ou trop copieux, une promenade trop longue, les secousses d'une voiture, etc.; il n'y a fréquemment aucune cause appréciable.

Le début de ces crises est brusque, ou bien celles-ci sont précédées d'un malaise caractéristique, et auquel le malade ne se trompe point. Il peut alors se faire que l'eau de Vichy inspire, passagèrement, aux malades un peu de répugnance, qui ne tarde pas à disparaître.

Aussitôt que la disposition aux crises a cessé, c'est-à-dire, après un temps très-variable, suivant les individus, et dès que le traitement thermal est repris, le malade éprouve un soulagement réel, et qui se traduit d'une manière sensible, par la disparition progressive de l'ictère, et par une diminution très-appréciable du volume du foie.

Si, au contraire, il ne s'est point produit de crises hépatiques, les accidents plus ou moins marqués qui se sont montrés vers le dixième jour de la cure, sont suivis d'une amélioration soutenue, mais moins rapide que dans les premiers jours; l'appétit régularisé n'est plus aussi vif; la constipation continue, mais l'appétence pour l'eau minérale persiste souvent à un haut degré, et ne diminue, pour faire place à une répugnance instinctive, quelquefois invincible, qu'après un laps de temps variable, et, qui correspond au vingtième ou au vingt-cinquième jour du traitement, et souvent plus tard. Le malade quitte Vichy sans y avoir éprouvé de crises de coliques hépatiques.

Tel est l'exposé fidèle des effets immédiats de la cure minérale, destinée à combattre les coliques hépatiques; il n'est question ici, on le conçoit sans peine, que des cas réguliers et qui sont de beaucoup les plus fréquents. Ce tableau, s'il ne répond pas aux merveilles qu'on attend souvent des eaux minérales, a le mérite d'être vrai.

Ainsi et en résumé : les effets immédiats du traitement thermal à Vichy peuvent se réduire à trois points principaux.

Amélioration rapide des fonctions digestives et de l'état général; diminution de la congestion du foie; tendance à la production de coliques hépatiques (1).

Effets consécutifs. — Lorsque le traitement à Vichy a été suivi, régulièrement, pendant un temps suffisant, et avec les précautions indiquées pour chaque

_____

(1) Les coliques hépatiques provoquées par le traitement thermal paraissent être, ordinairement, moins fortes que celles qui se produisent en dehors de Vichy.

cas individuel, son action sur l'organisme du malade ne s'arrête point au moment où celui-ci cesse d'y être soumis. Pendant une période plus ou moins longue et que nous croyons pouvoir fixer, approximativement, à deux mois, le malade reste placé sous l'influence immédiate du traitement qu'il vient de suivre.

Cette période approximative de deux mois n'a pas été fixée par nous arbitrairement. Sans doute, il est très-difficile d'apprécier exactement le moment où le traitement thermal cesse d'agir, pour laisser le malade, avec l'amélioration acquise, revenir à la santé ou rétrograder lentement vers la maladie, si son organisme n'a pas subi une modification assez profonde. Voici ce qui nous a guidé dans notre appréciation.

Chez un nombre assez considérable de malades, les effets du traitement semblent être nuls ou à peu près, au moment du départ de Vichy. Puis, après une période de temps variable, mais qui est le plus souvent fixée à deux mois dans le récit des malades, l'amélioration qu'on n'espérait plus se produit souvent et d'une façon très-remarquable.

Chez d'autres, et c'est ce qui a lieu pour les coliques hépatiques, on voit les crises qui ont manqué pendant la cure se produire après; il n'est pas rare, par exemple, de voir des malades qui se croyaient guéris par le traitement, subir, après la cessation de celui-ci, une série d'attaques d'autant plus pénibles pour eux, qu'ils espéraient en être débarrassés. Par contre, après une période de deux mois écoulée, le malade, qu'il ait ou non subi de nouvelles attaques, est à peu près à l'abri de ces accidents, pour quelque temps au moins.

Comme preuves de la durée assignée par nous à la prolongation d'action de la cure de Vichy, citons encore les faits où le traitement contre-indiqué, mal institué ou mal suivi, a déterminé chez les malades un état anormal de fatigue ou de maladie. Ici encore on voit la santé commencer à reparaître après le laps de temps indiqué plus haut. Ces faits sont très-rares, il est vrai, mais il n'en faut pas moins tenir compte, lorsqu'ils se présentent.

Il était d'autant plus intéressant de connaître, approximativement, la période pendant laquelle les malades restent soumis à l'action de l'eau de Vichy, que cette connaissance est indispensable pour saisir le moment où il convient de revenir à l'usage de cette eau prise à domicile.

Quoi qu'il en soit, et c'est là le point qui nous intéresse en ce moment, il est à peu près certain que l'individu atteint de coliques hépatiques aura grande chance d'être débarrassé pour quelque temps, au moins, de ces cruels accidents, lorsque soixante jours se seront écoulés depuis sa cure thermale. Il reste exposé, pendant ce temps, à des coliques hépatiques, presque autant qu'à Vichy.

Lorsque l'action directe du traitement thermal est épuisée, deux hypothèses se présentent.

L'organisme a subi une modification suffisante pour supprimer la tendance à la manifestation arthritique du foie, et le malade peut être considéré comme en étant débarrassé, ou bien les effets du traitement n'ont point été assez prononcés, et le résultat obtenu est incomplet ou nul.

Plaçons-nous dans l'une, puis dans l'autre hypothèse, et voyons comment les choses se passent.

Lorsque la guérison a été obtenue après une seule cure thermale, il faut séparer les cas où la maladie est de date récente, et où la diathèse arthritique ne se manifeste pas d'une manière très-accentuée. Il se peut faire alors qu'une bonne hygiène débarrasse le malade pour longtemps, non-seulement des coliques hépatiques, mais encore de toute manifestation de la diathèse, celle-ci ne se révélant que par les accidents légers qui la caractérisent.

Si, au contraire, l'arthritis a des manifestations plus graves, ou si le malade continue à rester soumis à l'hygiène et autres causes qui ont déterminé le développement des coliques hépatiques, on devra s'attendre à voir récidiver la maladie plus ou moins promptement, s'il ne s'y substitue une autre manifestation arthritique. Parmi les accidents qui remplacent les coliques hépatiques, nous noterons les coliques néphrétiques, les désordres articulaires chroniques de la goutte ou du rhumatisme, les poussées eczemateuses, l'acne rosea, les congestions hémorrhoïdaires, etc., etc.

Dans la seconde hypothèse, c'est-à-dire, lorsque la cure thermale n'a point eu une action suffisante pour amener la guérison, voici ce qu'on observe le plus souvent.

Lorsque l'action directe du traitement minéral a

cessé de se faire sentir, le malade placé dans des conditions de santé plus satisfaisantes revient progressivement à l'état où il était avant la crise. La tendance aux congestions du foie, et aux coliques hépatiques, se reproduit, soit qu'il y ait encore d'anciens calculs à expulser, soit qu'il s'en soit formé de nouveaux. En même temps se montrent les troubles digestifs, la douleur et la gêne dans la région du foie, etc.

Cependant, et c'est là un point sur lequel nous insistons à dessein, même dans le cas qui vient d'être spécifié, il est extrêmement rare qu'on n'ait point retiré un bénéfice très-marqué d'une première saison thermale. Entre l'instant où a cessé l'action directe de l'eau de Vichy, et celui où les coliques hépatiques reparaissent, il se passe toujours un temps assez long pour que les malades jouissent d'un repos et d'une santé à laquelle il n'étaient plus habitués. Il y en a beaucoup chez lesquels l'amélioration n'a point encore fléchi assez pour permettre l'invasion de nouvelles coliques hépatiques, lorsque revient le moment d'une seconde cure thermale. Ces malades accusent souvent, très-nettement, la sensation du besoin de venir de nouveau à Vichy.

Nous venons d'exposer, avec la plus grande impartialité, les effets du traitement thermal contre les coliques hépatiques. Il nous reste à en examiner la valeur d'une manière absolue; mais cette partie de notre tâche sera plus facile lorsque nous aurons étudié le mode d'action des eaux de Vichy dans les coliques hépatiques, et les règles d'application de cette puissante médication.

§ II.

Mode d'action des eaux de Vichy pour la curation des coliques hépatiques.

Toutes les fois que l'on quitte le terrain de la pratique pour celui de la théorie, et que l'on cherche à expliquer l'action d'un médicament dont on a constaté cliniquement l'efficacité, on s'expose à des interprétations fausses. Il est tout au moins difficile, pour ne pas dire impossible, de démontrer la vérité des explications qu'on se hasarde à donner. C'est ce qui est arrivé pour la médication thermale de Vichy contre les coliques hépatiques.

Tout le monde est à peu près d'accord sur les résultats obtenus, mais les différentes interprétations se sont remplacées sans que la question ait fait de grands progrès.

Dire que l'eau de Vichy agit comme fondant et comme délayant, ce n'est point donner une explication de son action.

Admettra-t-on que l'alcalinisation des liquides de l'économie empêche la prétendue acidité de la bile, prétendue cause de la formation des calculs biliaires? Admettra-t-on encore que l'eau de Vichy dissout ou désagrége les calculs hépatiques, ou que cette eau sollicite les canaux biliaires à se débarrasser des calculs biliaires qui y sont contenus (1)? Tout cela est plus que problématique et n'explique rien.

(1) Petit, *loc. cit.*, p. 122. — Willemin, *loc. cit.*, p. 196.

Nous ne tenterons pas, à notre tour, de formuler une théorie qui aurait grande chance d'être tout aussi peu acceptable. Contentons-nous de chercher dans les faits les éclaircissements qui en découlent naturellement.

Lorsqu'on exerce à Vichy depuis quelque temps, on reconnaît que le traitement thermal agit d'une manière très-sensible sur toutes les manifestations arthritiques, que l'on y soigne en si grand nombre. Cette action n'est pas toujours favorable, mais il est impossible d'en nier la réalité, dans la presque totalité des cas. Chez certains malades, le traitement agit en faisant disparaître, pendant un temps plus ou moins long, les accidents de la diathèse; chez d'autres, se substituent des accidents nouveaux à des manifestations plus sérieuses ou plus incommodes; chez d'autres encore, le traitement détermine des phénomènes critiques. Ainsi, par exemple, il n'est pas rare de trouver des individus chez lesquels quelques verres d'eau de Vichy provoquent des crises de goutte ou de rhumatisme, des attaques de coliques hépatiques ou néphrétiques, des phénomènes excrétoires plus ou moins évidents, des symptômes d'asthme, etc., etc.

Une action si manifeste a pu faire naître avec juste raison l'idée d'une influence spécifique des alcalins. C'est l'opinion professée par M. Bazin qui admet la spécificité des alcalins contre l'arthritis, comme celle du mercure contre la syphilis et de l'iode contre la scrofule. Or, cette idée de spécificité, en général, soulève plus d'une objection, et sans vouloir les discuter ici, nous devons reconnaître que ces objections ont une très-grande valeur.

Mais, si la notion de la spécificité, dans ce qu'elle a d'absolu et de mystérieux, est au moins très-discutable, les faits sur lesquels on s'est fondé pour l'admettre, conservent toute leur importance.

Il est probable que le traitement thermal à Vichy (nous ne disons pas le traitement alcalin), agit en plaçant l'organisme dans des conditions défavorables aux progrès de la diathèse. Ce traitement paraît, en outre, provoquer par la stimulation du système circulatoire des congestions actives qui portent, de préférence, sur les organes déjà congestionnés d'une manière chronique, mais qui peuvent envahir des régions où la diathèse arthritique ne s'était pas encore manifestée. Dans le premier cas, l'on observe une recrudescence des accidents éprouvés par le malade; dans le second, au contraire, des manifestations nouvelles appartenant au groupe des affections arthritiques se produisent, et tendent à se substituer aux affections primitives, qui résistent rarement à cette puissante dérivation pathologique.

Nous avons dit que des hyperaimies actives, se produisant sous l'influence des eaux de Vichy, avaient souvent pour siége les organes atteints d'engorgement chronique. Ces congestions provoquées, ou plutôt la stimulation du système circulatoire, nous paraissent avoir une grande part à la résolution des engorgements anciens par la suractivité imprimée à la circulation capillaire et consécutivement à la circulation veineuse.

Si ce mouvement congestif, provoqué, ne se produit pas trop vivement, on ne s'en aperçoit guère (1). Si, au contraire, il s'effectue trop rapidement, le malade en ressent les effets sous forme d'une aggravation des accidents anciens. Ainsi s'expliquent, et les attaques de goutte, et les coliques hépatiques, et les coliques néphrétiques survenant au début d'un traitement destiné à en obtenir la guérison.

Pour résumer ce qui précède sur le mode d'action du traitement thermal, d'une manière générale, nous dirons que l'eau de Vichy agit principalement en décongestionnant les organes malades.

Comment cet effet s'obtient-il ? Y a-t-il modification du sang? Quelle est cette modification, et comment se produit-elle? Le système nerveux est-il impressionné par le médicament ? Ou n'est-ce qu'à un effet tonique qu'est dû le résultat obtenu ?

Nous ne répondrons à ces questions que par l'aveu de notre insuffisance, lorsqu'il s'agit d'un problème qui n'est encore résolu, pour aucun médicament.

Est-il possible de déterminer le mode d'action de l'eau de Vichy dans le cas particulier des coliques hépatiques ? Nous pensons qu'on peut, jusqu'à un certain point, arriver à expliquer les résultats, si exceptionnellement favorables, de la médication thermale dans cette maladie.

(1) Dans la maladie qui nous occupe, le travail congestif déterminé par le traitement est souvent perçu par les malades. Un certain nombre d'entre eux expriment la sensation qu'ils éprouvent, en disant que leur foie travaille, ou qu'ils sentent que l'eau de Vichy agit sur le foie.

La première condition, pour arriver à ce résultat, est d'éviter toute théorie ou toute explication exclusive. Un traitement thermal est une médication complexe, dont l'agent principal est lui-même extrêmement compliqué. Les auteurs qui n'en font qu'un agent chimique de désagrégation, de dissolution ou d'expulsion, ne voient, en réalité, qu'un petit coin de la question.

Les indications curatives, étudiées plus haut, nous paraissent être remplies, très-complétement, par le traitement à Vichy. Nous terminerons cette partie de notre travail en essayant de démontrer la vérité de cette assertion.

A. *Le traitement thermal agit en diminuant ou en faisant disparaître la congestion hépatique.*

Ceci nous paraît être incontestable : on en a chaque jour la preuve par la diminution du volume du foie, par la cessation des accidents liés à la congestion, etc., etc.

En effet, passant successivement en revue les moyens indiqués pour arriver à décongestionner la glande hépatique, nous allons voir que la cure à Vichy les résume assez complétement.

Outre la stimulation très-efficace de la circulation générale, sur laquelle nous insistions il y a un instant, il ne faut point oublier les conditions particulières et toutes nouvelles où se trouvent placés les malades qui arrivent à Vichy. Le changement de résidence, l'habitude de rester, une partie du jour, au grand air, la température élevée à laquelle il est souvent impossible de se soustraire, l'obligation de se lever de bonne heure, l'exercice de la marche que nécessite le traitement, l'excitation produite par, des distractions inaccoutumées; tout, en un mot, concourt à activer la circulation et à faire cesser les congestions internes. Il n'est pas jusqu'aux conditions morales qui ne tendent au même but. Le malade distrait par la nouveauté de ce qui l'entoure, par l'espoir d'une guérison prochaine, se soustrait à l'abattement moral auquel il se laissait aller, et dont l'influence déprimante sur la circulation n'est pas douteuse. Les heureux résultats des déplacements et des voyages, dans les affections chroniques, corroborent ce qui vient d'être avancé.

Une action plus importante encore est exercée par les bains répétés auxquels on doit soumettre les malades. Sans toucher à la question de l'absorption des principes médicamenteux, contenus dans l'eau minérale, il est certain que les bains répétés agissent d'une manière très-nette, et qui doit différer suivant l'impression exercée sur l'enveloppe cutanée. Ne voyonsnous pas les eaux sulfureuses, l'eau salée, l'eau de mer, cette eau minérale par excellence, l'eau douce, produire des effets différents dans leur forme symptomatique, et dissemblables, suivant les individus qui se soumettent à leur action. Pourquoi tel individu ne pourra-t-il prendre des bains d'eau douce sans avoir de la fièvre? Ce fait n'est point très-rare, et il n'est point de médecin, exerçant aux eaux minérales, qui n'en ait rencontré des exemples. Fait plus singulier encore : ces individus, que quelques bains d'eau douce rendent malades, supportent parfois, admirablement, des bains minéraux.

Quel que soit leur mode d'action, les bains de Vichy déterminent une suractivité des fonctions de la peau, qui implique un accroissement dans la circulation périphérique. Les sueurs plus abondantes et plus faciles, la poussée thermale, lorsqu'elle se produit, en sont des preuves évidentes. Nous en dirons autant des diverses éruptions cutanées, dont l'apparition paraît être favorisée par les bains répétés.

Les faits qui viennent d'être signalés ne laissent guère de doutes sur l'efficacité du traitement thermal pour remplir la première indication générale de la curation des coliques hépatiques. Nous allons voir que cette efficacité se retrouve pour la deuxième indication.

B. *Le traitement thermal régularise l'exécution de la bile, et en empêche la stagnation dans les voies biliaires.*

Ici, encore, le doute est impossible. La régularisation des digestions, le retour et même souvent, l'exagération de l'appétit, qui se produisent habituellement dès les premiers jours, déterminent un afflux plus considérable de la bile dans les voies digestives. Les malades mangent à des heures régulières, et, bien que la diète habituelle laisse beaucoup à désirer, à Vichy, la digestion est favorisée par l'eau minérale prise avant le repas.

Les voies biliaires s'habituent alors à fonctionner régulièrement, et la bile reprend son cours vers le duodénum, ainsi que le prouve la cessation des nausées, des régurgitations et même des vomissements bilieux, après quelques jours de traitement.

Cependant, nous devons signaler la constipation qui survient ou qui augmente souvent, et qu'il est important de combattre. Ce fait paraît être en désaccord avec l'idée d'un afflux bilieux un peu important dans le tube intestinal. L'objection que cette circonstance peut faire naître, disparaît toutefois, si l'on songe que la bile utilisée pour la digestion perd ses effets irritants sur l'intestin, et que cette action stimulante est, probablement, modifiée par les principes minéraux et alcalins qui existent, presqu'en permanence, dans le tube digestif, pendant un traitement à Vichy (1).

Les enseignements de la clinique viennent d'ailleurs confirmer, de tous points, l'action que nous attribuons au traitement à Vichy, sur l'excrétion biliaire. Chez les malades atteints de ces poussées congestives aiguës du foie, suivies de débâcles bilieuses, auxquelles on pourrait donner le nom de migraines hépatiques, les résultats du traitement sont des plus heureux.

La modification de la bile est peu douteuse, dès que ce produit de secrétion arrive dans le tube digestif, au contact de l'eau de Vichy. Mais là ne se borne

______

(1) La constipation qui est de règle à Vichy, toutes les fois que l'eau minérale est bien digérée, est peut-être due, précisément, à ce que la bile est modifiée par les principes minéralisateurs de l'eau minérale, et perd la propriété d'exciter les contractions intestinales.

péut-être pas l'action de la médication. Il est possible que l'acte de la sécrétion se faisant sur des matériaux ayant subi une digestion plus parfaite, et qui contiennent, selon toute probabilité, des principes nouveaux introduits dans le sang, il est possible, disons-nous, que la sécrétion biliaire soit modifiée dès l'instant où elle se produit.

Enfin, rappelons encore ici que la quantité des boissons aqueuses, et que l'on peut hardiment évaluer, en moyenne, à un litre par jour, est encore une circonstance favorable de la cure thermale.

C. *Le traitement, à Vichy, agit en débarrassant les voies biliaires des calculs ou de la gravelle hépatique qui peuvent y être contenus.*

Cette troisième indication nous paraît être, également, remplie par la médication thermale. La fréquence des coliques hépatiques à Vichy en est, à elle seule, une preuve bien forte, et il n'est pas douteux que le traitement thermal ne détermine des crises, et n'amène, souvent, l'expulsion de la cause matérielle qui donnait lieu aux coliques hépatiques.

Ce résultat est d'une très-grande importance, bien qu'il ne suffise pas pour assurer la guérison, et il tient une grande place dans le mode d'action des eaux de Vichy, de l'aveu de tous les médecins qui se sont occupés de la question.

Quelques-uns même ont voulu voir, dans cette expulsion des calculs, le seul résultat de la médication.

D'autres, tout en admettant cette opinion, ont attribué les heureux résultats du traitement à une action de dissolution ou de désagrégement des calculs. Que l'on adopte l'une ou l'autre hypothèse, l'efficacité du traitement thermal, pour obtenir la disparition des obstructions des voies biliaires, n'en est pas moins évidente.

Nous ne reviendrons pas sur les raisons qui rendent inadmissible l'idée d'une dissolution des calculs biliaires que l'on retrouve, souvent, parfaitement intacts après les coliques expulsives, tout aussi bien que la gravelle dont la dissolution semblerait devoir être bien plus facile. Nous ne dirons rien, non plus, de la désagrégation des calculs, terme moyen adopté pour soutenir la théorie de l'action exclusivement chimique de l'eau de Vichy, et fondée sur le fait de calculs fragmentés qu'on a retrouvés dans les selles (1).

Il n'est pas douteux que l'expulsion des calculs ne soit, dans un grand nombre de cas, déterminée par l'eau de Vichy. Chez les jeunes sujets, cette expulsion est presque toujours indispensable à la guérison. Mais on ne peut en faire le mode exclusif de guérison par le traitement thermal. En effet, les coliques hépatiques non calculeuses guérissent à Vichy, et il

______

(1) La force suffisante pour faire cheminer à travers les voies biliaires un calcul, énorme si on le compare au calibre des conduits à franchir, n'est-elle pas plus que suffisante pour réduire en poussière ce même calcul, s'il se compose d'éléments mal assemblés ou de matières peu résistantes; il n'est nullement besoin, pour expliquer ce fait, de s'appuyer sur des théories chimiques.

n'est pas très-rare de trouver des individus qui voient disparaître leurs coliques hépatiques, sans avoir eu à subir de nouvelles crises.

On peut résumer ainsi ce qui a trait aux effets des eaux de Vichy :

L'action du traitement thermal n'est pas simple, mais complexe.

Cette action s'exerce d'une manière très-sensible sur l'évolution de la diathèse arthritique; toutefois, il ne nous paraît pas possible de voir dans cette influence l'effet de la spécificité des alcalins contre l'arthritis.

D'autre part, l'eau de Vichy remplit toutes les indications du traitement rationnel des coliques hépatiques, et cette circonstance explique l'efficacité exceptionnelle de la médication thermale.

Aller au delà des conclusions, que nous venons de formuler d'après une interprétation attentive des faits, nous semblerait téméraire. Rien n'est impossible aux progrès de la science, et un jour viendra, peut-être, où l'on connaîtra non-seulement les effets des médicaments, mais le mécanisme intime de cette action sur l'économie du corps humain. Jusque-là, nous sommes contraints d'avouer notre ignorance, et de tirer de ce qui tombe sous nos sens tout le parti possible au profit de l'art que nous exerçons. Quel est le médicament pour lequel on peut répondre autrement qu'Argan ne l'a fait pour l'opium?

> Quia est in eo
> Virtus dormitiva.

§ III.

Des règles de l'application des eaux de Vichy à la curation des coliques hépatiques.

Contre-indications. — Les contre-indications au traitement des coliques hépatiques, en général, ont été signalées au début de ce chapitre. Nous n'avons à nous occuper ici que de celles qui sont spéciales au traitement, à Vichy.

Les conditions qui font douter de l'opportunité du traitement thermal sont fondées bien plus sur les dangers que l'on attribue à la médication alcaline elle-même, que sur le péril qu'il peut y avoir à guérir les coliques hépatiques. Le contraire est plus souvent exact; cependant nous allons examiner les circonstances qui font rejeter l'usage du traitement thermal, comme présentant des inconvénients sérieux.

Étant donné un malade atteint de coliques hépatiques dont la guérison a été décidée, trois circonstances principales, inhérentes à l'état de santé du malade, font hésiter, le plus souvent, à prescrire le traitement thermal.

Ce sont :

La tendance à l'anémie ou à la chlorose.

La tendance, déjà manifestée, ou seulement indiquée, à des affections congestives occupant des organes importants.

L'existence d'une affection grave et que l'on craint de voir empirer par l'usage de l'eau de Vichy.

Dans le premier cas, la difficulté n'existe réellement pas. L'anémie et la chloro-anémie qu'on a faites si communes à la suite des cures thermales de Vichy sont au contraire extrêmement rares; nous en appelons sur ce point à nos confrères, qui envoient chaque année à cette station thermale de nombreux malades. Aux quelques faits de cette nature qui se rencontrent et qui sont presque toujours explicables par des erreurs de traitement, on peut opposer les cas très-nombreux de chlorotiques et de chloro-anémiques qui viennent chaque année des départements de l'Allier, du Puy-de-Dôme, de la Haute-Loire, du Cher et de la Nièvre, et qui quittent Vichy guéris, ou tout au moins en bien meilleur état qu'à leur arrivée.

Les faits sont tellement éloquents à cet égard, que nous aurions peine à comprendre les assertions du professeur Trousseau qui s'était fait l'adversaire passionné des eaux de Vichy, si nous ne savions, avec tout le monde, les raisons extra-médicales qui ont pu influer sur ses opinions ou sur sa manière de les exprimer. A qui ferait-on croire, aujourd'hui, que l'illustre professeur de thérapeutique voyait chaque année, *par centaines*, des malades chez lesquels le traitement à Vichy avait déterminé de l'anémie?

Les conditions sont encore plus favorables pour le traitement de la chlorose et de l'anémie à Vichy, si au lieu d'être idiopathiques, ces états sont liés à des affections chroniques, tributaires du traitement thermal. Il est évident, alors, que tout ce qui améliore la maladie principale, agit par cela même, sur l'état général du malade. Le rétablissement rapide des fonctions digestives suffirait, à lui seul, pour expliquer les résultats que nous indiquons.

Il n'est qu'un seul cas où l'anémie soit une contre-indication formelle ; c'est celui où cet état est dû à une affection grave, que le traitement à Vichy est impuissant à améliorer, ou qu'il peut aggraver.

Nous signalons ce fait avec d'autant plus d'insistance que l'on voit quelquefois les maladies du foie aboutir à une anémie profonde, avec tendance aux hémorrhagie sdes muqueuses et aux suffusions hémorrhagiques cutanées. Or, les coliques hépatiques existent, parfois, comme phénomènes initiaux dans les cas de cette espèce ; et, bien que ces accidents aient en général cessé depuis longtemps lorsqu'on envoie ces malades à Vichy, on pourrait être tenté de ne voir dans l'anémie que le résultat de l'affection calculeuse du foie.

Dans les cas de cette espèce, le séjour à Vichy est formellement contre-indiqué ; et s'il est imprudent d'y envoyer des malades en cet état, il est très-blâmable de les y garder et de leur faire suivre un traitement, qui n'est même pas indifférent, au risque de précipiter les résultats les plus désastreux.

La disposition aux congestions du côté des organes thoraciques ou encéphaliques, se rencontre chez quelques malades atteints de coliques hépatiques. Ces accidents sont souvent atténués lorsque les malades arrivent à Vichy. Mais, il suffit qu'ils se soient produits, à une époque antérieure, pour qu'on doive s'abstenir d'y exposer de nouveau les malades, en les soumettant aux mouvements congestifs aigus résultant de l'excitation circulatoire qui se produit sous l'influence du traitement thermal. Les faits de cette espèce sont certainement ceux qui demandent, de la part du médecin, le plus de prudence et de précautions. Il est quelquefois possible de soumettre ces malades au traitement thermal, à la condition d'y apporter les plus grands ménagements : encore faut-il que les poussées congestives antérieures n'aient laissé aucun désordre physique ou fonctionnel dans les organes primitivement envahis. On supprime alors l'usage des bains ; on donne l'eau de Vichy en très-petite quantité, et à doses espacées ; mais ce qu'il faut redouter avant tout , c'est une guérison trop rapide ou trop radicale des coliques hépatiques.

M. Willemin rapporte un fait où la congestivité du malade empêcha le traitement ; voici ce fait (1) :

Obs. XXIV. *Disposition à la congestion cérébrale ; le traitement à Vichy n'est pas supporté.*

Une dame, âgée d'une cinquantaine d'années, d'un tempérament sanguin , à la face colorée, au col court, obèse, se présenta à moi le 26 juillet 1855. Elle avait éprouvé à différentes reprises des crises extrêmement douloureuses ; la douleur d'une part, l'étreignait à la ceinture, et d'autre part descendait du côté droit vers le bas ventre. A l'exploration de l'abdomen , je constatai dans le flanc droit la présence d'une tumeur profondément située que je considérai comme se rapportant au rein tuméfié ; et à l'angle formé antérieurement par les premières

(1) Willemin , *loc. cit.*, p. 186.

fausses côtes, une seconde tumeur arrondie, dure, également sensible, qui me parut constituée par la vésicule biliaire.

En raison de la constitution du sujet, je prescrivis pour le début des bains demi-minéraux de quinze minutes de durée, à 33 degrés, et pour boisson un verre par jour d'eau de l'Hôpital, à prendre en quatre fois. Le troisième jour, je dus interrompre le traitement : chaque gorgée d'eau minérale déterminait une sorte d'ivresse, la face s'animait et la malade éprouvait à la tête un sentiment de chaleur et de pesanteur.

Après sept jours d'interruption, pendant lesquels je prescrivis un léger laxatif, de la limonade et un régime alimentaire très-modéré, le traitement alcalin fut repris avec la même précaution qu'auparavant. Les mêmes symptômes se reproduisirent ; le troisième jour, je conseillai à la malade de quitter Vichy.

Nous avons rencontré, cette année même, plusieurs faits qui se rapportent à la disposition congestive; et il n'est pas d'années où l'on n'en observe quelques-uns.

Chez l'une de nos malades, une femme âgée, venue à Vichy malgré son médecin, le docteur Ferréol, de Paris, et qui est restée à Vichy malgré nos avis, le traitement a été supporté pendant longtemps et a donné de bons résultats, grâce à la modération de la malade et à l'extrême lenteur avec laquelle la cure a été faite. Voici l'histoire de l'autre malade qui est plus instructive.

Obs. XXV. Le 20 août, je vois M. X*** pour la première fois ; le malade est à Vichy depuis cinq à six jours. Il est venu s'y soigner pour des coliques hépatiques violentes, datant de deux ans. Sur les indications d'un de ses amis actuellement à Vichy, M. X*** s'est rendu matin et soir à la Grande-Grille, où il a pris, avant chaque repas, la quantité assez modérée de deux ou trois demi-verres. Il a pris chaque jour un bain à l'établissement de seconde classe.

Dès le quatrième jour de ce traitement, M. X*** a éprouvé le soir, au théâtre, un étourdissement qui l'a forcé de sortir. Le lendemain, attribuant son indisposition à un effet salutaire des eaux (sic), il a repris son traitement, qu'il a continué sans inconvénient, pendant deux jours.

La veille du jour où je suis appelé chez M. X***, il avait été pris d'un étourdissement tellement violent en sortant de table, qu'il fut obligé de s'asseoir pour ne pas tomber. Cependant il ne perdit pas connaissance, et put se mettre au lit où il passa une nuit assez agitée.

Un de ses voisins de chambre, effrayé de ces accidents, le décide à me faire demander.

M. X*** est un homme de quarante ans, vigoureusement constitué. Il attribue sa maladie principale à des excès de boisson, pendant qu'il était au service militaire. (Il y a dix ans).

La face n'offre pas de traces de congestion, mais le malade me raconte que plusieurs fois il a été obligé de se faire saigner pour faire cesser des crachements de sang, qualifiés par le chirurgien du régiment, d'apoplexies pulmonaires; il a même été à l'Hôpital pour cette affection. Depuis plusieurs années il n'avait eu, comme accidents, que des migraines revenant assez irrégulièrement, lorsqu'il fut pris subitement, après quelques troubles de digestion, de ses coliques hépatiques. Dès lors il n'a plus de migraines, mais il a eu à plusieurs reprises des écoulements sanguins peu abondants par l'anus, après avoir été à la selle, sans traces d'hémorrhoïdes extérieures.

Le malade est dans un état peu inquiétant, il se plaint seulement de céphalalgie. Il n'y a pas de fièvre, le pouls est plein et très-résistant.

Je prescrivis une application de 15 sangsues à l'anus et la suspension de tout traitement jusqu'à nouvel ordre.

Le même jour, je reçus la visite de mon malade qui venait prendre congé, préférant, disait-il, se faire appliquer les sang-

sues chez lui; il partait le soir même. Je ne pus que lui recommander de se mettre entre les mains d'un médecin en ar-
rivant chez lui. Du reste, son état paraissait satisfaisant, et je
ne le détournai point de son dessein.

L'histoire de ce malade nous a paru intéressante en
raison de la filiation des accidents congestifs. Nous regrettons vivement de n'avoir recueilli aucuns renseignements sur l'hérédité. Il est surtout remarquable
que cet homme ait été pris, *pour la première fois*,
d'accidents congestifs du côté de la tête, dès le quatrième jour du traitement thermal.

Dans ce cas, une émission sanguine eût peut-être
rendu le traitement possible; devant le désir exprimé
par le malade, il nous a paru plus sage de nous abstenir, et de le laisser partir.

Chez un autre malade, soigné par nous cette année,
le traitement fut également possible, grâce aux précautions les plus minutieuses et à la défense de prendre
des bains. La congestivité se traduisait chez ce malade,
avec une ténacité assez grande, par des congestions du
côté de la tête.

Nous pourrions citer bon nombre de ces faits chez
lesquels le traitement a été suivi sans inconvénients.
Pour un certain nombre d'autres malades, nous avons
dû défendre, absolument, l'usage de l'eau de Vichy, et
renvoyer les malades. Il y a là un point de pratique
très-délicat, et qui exige de la part du médecin une
grande fermeté et la plus scrupuleuse attention. Mieux
vaut pécher par excès de prudence, dans les cas de
cette espèce, et il est facile d'apprécier l'inconséquence

des malades qui viennent suivre à Vichy un traitement banal, et s'exposent ainsi à des accidents presque inévitables, et plus ou moins rapides.

Résumons : La deuxième contre-indication, signalée plus haut, n'est point absolue. La congestivité que nous avons donnée comme un des caractères primordiaux de l'arthritis, existe d'une manière prononcée chez un assez grand nombre de malades atteints de coliques hépatiques. C'est au médecin à apprécier l'intensité de cette disposition, le siége des congestions, et enfin leur filiation. Alors, seulement, il lui sera permis de se prononcer en connaissance de cause.

Le troisième cas où l'opportunité du traitement thermal peut être mise en doute, est celui où il existerait une affection grave, sur la marche de laquelle ce traitement aurait une influence fâcheuse.

Nous diviserons ces faits en deux catégories. Dans la première, se placent les maladies qui contre-indiquent, formellement et absolument, l'envoi des malades à Vichy, ce sont :

(*a*) L'existence de désordres anatomiques ayant succédé aux congestions dont il vient d'être question ;

(*b*) Les affections cancéreuses proprement dites ;

(*c*) La scrofule, lorsqu'elle est arrivée à une certaine puissance ;

(*d*) Les affections cérébrales graves ;

(*e*) Les affections aiguës ou chroniques de l'organe central de la circulation.

Dans une seconde classe, nous rangerons les affections, dont l'existence n'est pas un obstacle absolu, à l'institution du traitement thermal, mais qui doivent être prises en considération ; telles sont :

(*a*) La diathèse scrofuleuse qui ne s'est point encore manifestée par des accidents graves ;

(*b*) Certaines manifestations de l'arthritis, la goutte par exemple, le rhumatisme, l'asthme, le catarrhe pulmonaire, la lithiase urinaire ;

(*c*) La phthisie pulmonaire ;

(*d*) Certaines lésions chirurgicales ;

(*e*) L'affaiblissement vésical lié à l'hypertrophie prostatique des vieillards.

Nous devrions entrer ici dans des développements que nécessite une question qui n'a guère été examinée. Cependant, comme l'étude de ces coïncidences morbides n'a rien de spécial aux coliques hépatiques, nous renverrons le lecteur à un travail où nous traiterons *in extenso* de ces questions.

Contentons-nous donc de quelques mots sur celles de ces affections qui coïncident le plus souvent avec les coliques hépatiques.

Dans la première catégorie, on trouve d'abord les affections cardiaques, si communes chez les arthritiques ; et, si nous donnons à ces affections la première place, c'est que nous n'en connaissons pas où la contre-indication soit plus formelle.

Même dans les cas où la lésion cardiaque est ancienne, et où, suivant l'expression heureuse de Stokes, ce n'est plus que la cicatrice d'une blessure, le traitement thermal offre les plus graves inconvénients. On a imprimé que le traitement alcalin pouvait guérir ces

désordres irréparables en dissolvant les obstacles, en
ramollissant les tissus fibreux, etc., etc.; tout cela ne
mérite pas d'être discuté. Le médecin de Vichy, qui
a surtout défendu cette opinion (1), y a du reste, probablement, renoncé depuis, car son mémoire n'a pas
été réimprimé, et nous n'avons pu nous le procurer.

C'est à l'excitation thermale de la circulation qu'on
doit, sans doute, attribuer les accidents produits par
l'eau de Vichy. Dans les affections cardiaques, valvu-
laires ou musculaires, en voie d'évolution, le travail,
de nature inflammatoire, s'aggraverait au grand détriment des malades.

Lorsqu'on n'a plus affaire, au contraire, qu'à des
lésions stationnaires et dont la marche s'est arrêtée (si
tant est que cette marche s'arrête jamais complétement), on risque de déterminer une nouvelle poussée
fluxionnaire dans un organe disposé à se congestionner,
par cela même qu'il est le siége d'une lésion qui forme
épine. De plus, le cœur, atteint d'une lésion perma-
nente, s'y accommode, pour ainsi dire; le tissu musculaire dont il est formé, se modifie de manière à assurer, le plus complétement possible, la continuation
de la fonction qui lui est dévolue. Lorsque l'action du
traitement thermal vient changer les conditions de la
circulation générale, on risque fort de voir survenir
des raptus congestifs du côté des poumons et du cœur;
l'expérience vient, malheureusement, confirmer ce
que nous avançons.

(1) M. Nicolas.

Notre conviction à cet égard est très-arrêtée, et nous n'hésitons pas à affirmer que les trois quarts, au moins, des morts subites ou rapides que l'on observe à Vichy, ou immédiatement après le traitement, sont dues à des affections cardiaques. Les raptus sanguins du côté de la tête sont infiniment plus rares.

De là, la nécessité absolue d'examiner avec soin le cœur des malades avant de leur permettre un traitement thermal; cette précaution doit être prise, dans tous les cas, lors même que les antécédents ou les symptômes n'ont rien qui vous mette sur la voie d'une maladie du cœur.

La même interdiction pour le traitement à Vichy, atteindra les individus atteints de maladies de l'encéphale. L'existence d'un ramollissement cérébral, d'anciennes attaques apoplectiques, de paralysies dues à des maladies du cerveau ou de la moelle, tout ce qui indique, en un mot, un travail morbide des centres nerveux, doit suffire pour faire rejeter l'idée d'un traitement destiné à faire disparaître une maladie douloureuse, il est vrai, mais bénigne le plus souvent.

Même remarque pour les affections cancéreuses. Nous n'avons jamais eu que deux fois l'occasion de voir des malades atteints simultanément de cancers du foie et de coliques hépatiques. Les résultats du traitement thermal n'ont pas été de nature à nous encourager. Un de ces malades a succombé rapidement à son affection cancéreuse, sans que les coliques hépatiques se soient modifiées. — L'autre a quitté Vichy sans amélioration, et avec une aggravation sensible de l'état du cancer hépatique.

Nous pensons donc que l'existence de coliques hépatiques s'accompagnant de cancers du foie (coïncidence certainement moins fréquente que ne l'a prétendu Budd) ne doit point engager les praticiens à se départir de la règle générale. Malgré les assertions plus ou moins intéressées de ceux qui ont écrit le contraire, les affections cancéreuses ne sont jamais arrêtées dans leur marche par le traitement thermal; celui-ci paraît, au contraire, leur imprimer une marche beaucoup plus rapide. Nous ne connaissons qu'une seule exception à cette règle, et encore se produit-elle rarement. Chez certains malades atteints de carcinomes de l'estomac, il se produit quelquefois une amélioration légère, et les vomissements cessent. Cependant, nous le répétons, *ces faits sont extrêmement rares*, nous n'en avons pas rencontré plus de trois ou quatre, en onze années de pratique.

Dans quelques cas, très-rares aussi, les coliques hépatiques se montrent chez des scrofuleux. Il pourrait se faire que la scrofule fût assez avancée dans son évolution pour faire proscrire le traitement de Vichy. Nous n'avons jamais rencontré cette circonstance.

Parmi les contre-indications relatives, nous nous occuperons seulement de la phthisie pulmonaire et des manifestations arthritiques collatérales des coliques hépatiques.

La phthisie pulmonaire est certainement une des affections graves qui compliquent le plus fréquemment les coliques hépatiques. Nous avons rencontré la coïncidence des deux maladies chez un assez grand nombre de sujets, et cela, malgré l'opinion si répandue et qui attribue au traitement à Vichy une influence fâcheuse sur la marche de l'affection pulmonaire.

C'est qu'en effet, il est difficile de résister aux instances des malades, qui éprouvent les douleurs si intolérables des coliques hépatiques, presque toujours calculeuses dans les cas dont il s'agit.

Nous avons rencontré chez nos malades de la phthisie pulmonaire à tous les degrés, depuis l'existence de tubercules crus jusqu'à la destruction étendue du parenchyme pulmonaire. Dans aucun cas, le traitement destiné à combattre l'affection hépatique n'a paru déterminer l'aggravation de la maladie des voies respiratoires. Presque toujours, au contraire, l'état général a présenté une amélioration (quelquefois très-marquée), sous l'influence du rétablissement des fonctions digestives.

La phthisie pulmonaire ne peut donc être considérée comme une contre-indication du traitement thermal à Vichy, chez les individus atteints de coliques hépatiques. Deux circonstances seulement pourraient empêcher le traitement : la marche aiguë de l'affection pulmonaire et l'existence de la fièvre; et, en second lieu, une tendance à la production d'hémoptysies, dangereuses par leur répétition ou leur abondance. Nous avons eu l'occasion de rencontrer, une ou deux fois, chacune de ces deux particularités, et nous avons dû défendre le traitement thermal, qui ne pouvait avoir pour résultat que de hâter la marche de la phthisie pulmonaire (1).

(1) Voir Obs. XVI, p. 121.

Les manifestations arthritiques qui coïncident le plus fréquemment avec les coliques hépatiques sont, sans aucun doute, la lithiase rénale, la gravelle urique, avec ou sans coliques néphrétiques, l'asthme, le catarrhe pulmonaire chronique, les douleurs articulaires à forme goutteuse chronique.

Quelques lignes suffiront pour apprécier l'importance de ces divers états pathologiques, au point de vue de l'opportunité du traitement thermal.

On doit noter d'abord un fait également applicable à toutes les formes que nous venons d'indiquer, c'est qu'il n'en est aucune qui cède au traitement par les eaux de Vichy aussi facilement que les coliques hépatiques. De là, la possibilité d'obtenir pour cette dernière affection, des effets curatifs à l'aide d'une médication assez peu énergique pour n'agir que faiblement sur les manifestations collatérales de l'arthritis; cette circonstance ne doit point être perdue de vue, lorsqu'on institue la cure de Vichy.

La gravelle urique semble faire exception à la règle qui vient d'être formulée. Il suffit, parfois, de quelques jours de traitement pour faire disparaître cette complication. Cependant, il n'est pas rare de voir l'excrétion de gravelle urique reparaître pendant le séjour du malade à Vichy; enfin, il est rare que cette réapparition n'ait pas lieu après la cure.

L'existence de la gravelle urique ne contre-indique jamais l'usage des eaux de Vichy contre les coliques hépatiques; le même traitement étant applicable à l'une et l'autre de ces manifestations arthritiques.

Il en est de même des coliques néphrétiques; mais il faut être prévenu que celles-ci résistent beaucoup plus au traitement thermal. On les voit même quelquefois succéder à la disparition de l'affection hépatique.

Chez les asthmatiques, l'eau de Vichy ne se comporte pas toujours de même, sans qu'il nous ait été possible, jusqu'ici, de déterminer, à l'avance, les résultats probables de la cure thermale. Lorsque l'asthme coïncide avec les coliques hépatiques, et c'est le seul cas qui doive nous occuper, les accidents dyspnéiques sont heureusement modifiés ; il nous est cependant arrivé d'être obligé de renvoyer quelques malades chez lesquels les accès d'asthme présentaient une aggravation notable. A ces faits, nous pouvons en opposer d'autres , en bien plus grand nombre, où les accidents se sont rapidement améliorés.

Le catarrhe chronique se comporte de même. Nous avions, au début de notre carrière, une opinion toute différente et fondée sur des vues théoriques; ce n'est que par la répétition des mêmes résultats heureux, que nous en sommes arrivé à ne pas admettre que cette disposition morbide contre-indique le traitement par l'eau de Vichy. Nous n'y voyons aujourd'hui qu'une complication nécessitant quelques précautions particulières , mais ne devant jamais empêcher d'avoir recours à une médication nécessaire. En effet, nous pourrions citer un assez grand nombre de faits où le catarrhe pulmonaire, loin de s'aggraver à Vichy, y a été très-heureusement modifié, et nous n'avons pas le souvenir d'un seul cas où la cure thermale ait donné lieu à une augmentation, même légère, des accidents.

Les accidents de goutte chronique, présentent souvent une aggravation assez notable, pendant et même après le traitement à Vichy ; cette aggravation se montre, surtout, lorsque l'on a obtenu la disparition de coliques hépatiques concomitantes. Mais il n'y a rien là qui doive faire hésiter le praticien : la goutte chronique est rarement douloureuse, au point d'être comparée à des coliques hépatiques, et ne présente réellement qu'une gravité très-secondaire, dans l'immense majorité des cas.

Ces quelques considérations suffisent pour guider le praticien sur l'opportunité d'un voyage à Vichy. On devra toutefois subordonner sa décision à l'opportunité de la curation des coliques hépatiques, telle que nous l'avons formulée au commencement de ce chapitre.

Cure thermale.

Il est très-difficile d'indiquer d'une manière précise le traitement à opposer aux coliques hépatiques pendant le séjour du malade à Vichy : trop de circonstances accessoires peuvent en faire varier toutes les conditions, pour qu'il soit possible de se prononcer à l'avance ; essayons cependant de tracer quelques formules générales : l'expérience des effets des eaux minérales, la connaissance de la maladie, et surtout le tact médical que donne l'étude rationnelle des malades, feront le reste.

De l'eau de Vichy à l'intérieur. — Un médicament interne ne peut agir qu'en s'adressant à l'organisation entière, et non pas directement à l'organe malade. Ce simple énoncé d'un principe dont on constate chaque jour l'exactitude, suffirait pour faire comprendre que le choix du médicament ne peut être basé sur le siége anatomique de la maladie. La prétendue spécialisation des diverses sources de Vichy, aux affections de tel ou tel organe, doit être rejetée à peu près complétement.

Dans le cas particulier qui nous occupe, l'eau de la source de la Grande-Grille, jouit, près des malades et même auprès des médecins, d'une réputation, justifiée d'ailleurs par les résultats obtenus; mais on se tromperait fort si l'on attribuait exclusivement ce succès à l'eau de la Grille.

La fontaine de l'Hôpital, le puits Chomel, la source du Parc, et parmi les sources plus froides, l'eau alcaline et ferrugineuse de Lardy, et même la source des Célestins devront être prescrites seules, ou concurremment avec l'eau de la Grille, dans les cas certainement plus nombreux que ceux où cette dernière source suffit à la médication. Chacune des sources que nous venons d'énumérer répond à des indications individuelles tirées de l'acuité plus ou moins grande et de la marche des accidents hépatiques, de l'état général du malade, de ses aptitudes idiosyncrasiques, des complications morbides qui peuvent exister, de sa constitution, des effets obtenus, etc., etc.

Il est donc impossible de faire d'avance choix de l'eau de la Grille comme devant assurer la guérison des coliques hépatiques, bien que cette source soit certainement celle qui s'applique le plus facilement au traitement des coliques hépatiques.

Même difficulté pour les doses auxquelles il convient de donner l'eau de Vichy. Là, encore, les conditions individuelles priment toute loi fondée sur la théorie, et il est tout aussi illogique d'ériger en loi la nécessité de donner des doses faibles, qu'il pourrait l'être de se déclarer partisan des doses trop élevées. Le médecin seul peut apprécier, d'après les données qui viennent d'être indiquées (à propos du choix de l'eau minérale), quelle quantité d'eau le malade doit boire pour obtenir les effets du traitement aussi complets que possible. On comprend qu'il soit difficile d'indiquer, *à priori*, les limites de la médication. Cependant, nous croyons qu'après avoir longtemps donné trop d'eau de Vichy, on en donne actuellement trop peu. Dans la maladie qui nous occupe, en particulier, la dose moyenne nous paraît devoir être de quatre verres par jour, si l'on veut obtenir des effets sérieux. Mais, il nous est souvent arrivé de dépasser cette dose avec avantage, surtout vers le milieu de la cure. Bien des malades ne retirent pas du traitement thermal tout le bénéfice qu'ils sont en droit d'en attendre, pour être restés en deçà de la dose nécessaire, et nous ne parlons pas ici de ceux qui, par excentricité ou par convictions homéopathiques, en arrivent à prendre l'eau de Vichy par cuillerées à bouche ou par demi-quarts de verre.

Un autre élément doit entrer en ligne de compte,

lorsqu'il s'agit de déterminer la quantité d'eau minérale à prendre en boisson : c'est la durée probable de
la cure (1). Il est évident, par exemple, que l'on ne
devra pas formuler le traitement de la même manière
si le malade peut rester à Vichy tant que cela sera nécessaire, ou si, comme cela arrive trop souvent, le
temps dont il peut disposer est limité.

Et ceci nous amène à une autre question très-im-
portante, celle de la durée utile de la cure minérale
à Vichy.

Le simple bon sens suffit pour faire comprendre
que cette durée est éminemment variable, suivant
une foule de circonstances, parmi lesquelles la gravité et la nature même de la maladie à combattre
tiennent la première place. Cependant, il s'est introduit à Vichy, et dans d'autres stations thermales,
l'habitude de fixer la durée de la cure à trois septe-
naires, soit à vingt-un jours; c'est là le chiffre consacré.
Or, si vingt et un jours de traitement suffisent parfois pour obtenir de bons résultats, il n'en est pas
moins vrai que, pour être efficace, le traitement minéral, destiné à combattre les coliques hépatiques,
doit se prolonger au delà de cette période. On peut affirmer qu'il faut, en moyenne, de vingt-cinq à trente
jours pour une cure ordinaire, et il peut être utile de
prolonger le traitement jusqu'à quarante jours, lorsque

----

(1) Nous disons « durée probable, » car il est presque impossible de
prévoir la manière dont les malades seront impressionnés par le traitement
et la promptitude avec lesquels se produiront (s'ils se produisent) les phénomènes de saturation.

la maladie s'accompagne d'un développement congestif très-marqué de la glande hépatique. D'ailleurs, il
arrive fréquemment qu'on soit obligé de suspendre , à
plusieurs reprises, l'administration de l'eau minérale.
Cette circonstance doit être prise en considération lorsque, sur la demande des malades, le médecin trai-
tant fixe à l'avance le temps que doit durer le séjour à
Vichy. — Nous avons l'habitude de ne pas nous prononcer à cet égard, lorsqu'on s'en rapporte à nous
pour désigner à l'avance le moment du départ; nous
nous contentons d'assigner approximativement à la
cure, une durée de trente jours, tout en promettant
au malade de ne pas lui faire perdre un seul jour et de
le garder le moins longtemps possible. Cette pratique
est la seule qui soit rationnelle.

L'habitude prise à Vichy de boire l'eau minérale
avant le repas est excellente, et est applicable au traitement des coliques hépatiques. Cependant, il arrive,
quelquefois, que l'on soit obligé de faire prendre l'eau
aux repas. Ces faits sont très-rares, et l'on ne doit prescrire l'eau de cette façon qu'après avoir bien constaté
l'impossibilité de la faire supporter autrement. L'eau
douce fournie par les puits et qui sert à peu près exclusivement à la boisson des tables d'hôte, contient,
d'ailleurs, des principes minéraux en quantité très-dif-
férente suivant les hôtels, mais toujours notable. Cette
circonstance ne doit point être négligée. Nous ajouterons
que, pour la préparation des mets, on emploie souvent
l'eau des sources thermales, qui cuit mieux les légumes et conserve la couleur des substances végétales.

Avant de terminer ce qui a rapport à l'administration de l'eau minérale à l'intérieur, nous devons signaler une habitude qui tend à passer de la fantaisie des malades dans la pratique de médecins trop complaisants. Bon nombre de malades se rendent, après leur dîner, à la fontaine Lardy, et y boivent de l'eau minérale. Nous verrons, lorsque nous nous occuperons de diverses formes de dyspepsie, qu'il y a effectivement certains cas où il est utile de faire prendre l'eau minérale au moment de la digestion; mais ce qui peut être utile dans une circonstance donnée, devient indifférent, et même peut devenir mauvais lorsqu'on l'applique sans discernement. En effet, chez un certain nombre de malades, l'ingestion de l'eau tiède dérange le travail digestif commencé; dans les cas de coliques hépatiques en particulier, des indigestions et des crises hépatiques sont quelquefois le résultat de l'habitude que nous signalons. Il en est de même pour une classe assez nombreuse d'individus qui supportent très-mal les préparations ferrugineuses.

Des bains. — Les bains se comptent, en général, par le nombre de jours qu'on passe à Vichy, et doivent tenir une grande place dans le traitement des coliques hépatiques. Il ne nous paraît pas y avoir une seule affection, parmi celles que l'on soigne à Vichy, où il soit plus utile de prendre des bains fréquents : il n'en est certainement pas où ce moyen thérapeutique soit mieux toléré. On voit souvent des individus qui supportent habituellement assez mal les bains simples, et qui, arrivés à Vichy, prennent successivement et sans intervalle une trentaine de bains, sans ressentir la moindre fatigue.

La seule précaution nécessaire est de maintenir les bains à une température assez basse, et nous n'insisterions point sur cette recommandation un peu banale, sans une circonstance qui peut tromper les malades, s'ils s'en rapportent à la sensation de la température perçue par la peau. A température égale, un bain d'eau de Vichy paraît toujours plus froid qu'un bain d'eau douce : il nous paraît donc indispensable de déterminer exactement le degré de chaleur, à l'aide du thermomètre. A moins d'indications spéciales, la température du bain de Vichy doit être de 33 degrés centigrades.

L'usage des douches minérales tièdes sur la région hépatique nous a toujours semblé insignifiant ; et dans quelques cas, cette pratique nous a même paru nuisible. Nous y avons renoncé, à moins d'indications particulières qui se présentent rarement. Essayé pour combattre les douleurs qui ont leur siége dans l'épaule droite ou le dos, ce moyen ne nous a jamais donné de résultats sérieux.

Nous venons de donner un aperçu rapide du mode d'administration de l'eau minérale en boisson ou en bains, pendant le séjour du malade à Vichy, mais là, ne se borne pas la tâche du médecin auquel incombe le devoir de surveiller une cure thermale. Il doit prescrire les précautions hygéniques nécessaires et une diète appropriée à la maladie ; parer à tous les accidents inséparables du traitement ; savoir faire suspendre, ou même cesser définitivement ce traitement; employer au besoin des médications collatérales, destinées à aider le malade à supporter la cure et à en retirer tous les avantages possibles. Et lorsqu'il a fait tout cela, il lui reste encore à décider l'opportunité d'un retour à Vichy, l'époque de ce retour, et à formuler son avis sur la médication à suivre loin de Vichy. Cet avis servira souvent au médecin ordinaire, et plus particulièrement lorsqu'il s'agit de déterminer les conditions d'administration de l'eau de Vichy à domicile.

Nous renvoyons le lecteur à ce que nous avons dit relativement à la diète dès le début de ce chapitre. En effet, le traitement à Vichy ne comporte guère une diète spéciale, bien qu'on ait dit le contraire : c'est la maladie et non le médicament qui doit servir au praticien à régler la nature et la quantité des aliments. Nous ajouterons qu'il est très-difficile d'obtenir que les malades résistent aux tentations que donne la multiplicité des plats servis dans les bonnes tables d'hôte. Il manque à Vichy un hôtel spécialement destiné aux malades, et où la nourriture soit réellement celle qui leur convient.

Comme conditions hygiéniques adjuvantes du traitement, nous indiquerons seulement : 1°. la nécessité de se couvrir assez fortement le soir, si l'on dirige sa promenade sous les arbres du Parc, et surtout le long de l'Allier; 2°. l'utilité incontestable de l'exercice musculaire. La marche, les exercices gymnastiques modérés, le séjour presque continuel en plein air, sont des conditions excellentes et préférables aux promenades éloignées, toutes les fois que le foie est douloureux.

Parmi les médications collatérales, celles qui doivent être mises en usage le plus fréquemment, pendant le traitement à Vichy, sont, par ordre de fréquence :

1°. *La médication purgative.* — Les individus atteints de coliques hépatiques, sont d'autant plus disposés à la constipation, que l'excrétion de la bile est modifiée profondément chez eux; de plus, l'eau de Vichy, toutes les fois qu'elle est bien digérée (et c'est là une condition indispensable), a pour effet de rendre la constipation plus opiniâtre encore. Aussi on est obligé, souvent, d'avoir recours à des moyens artificiels, pour rétablir le cours des matières alvines. Les moyens sont : les douches ascendantes, les purgatifs proprement dits, et enfin, l'addition dans l'eau minérale d'une substance laxative.

Les douches ascendantes sont en grand honneur auprès de certains malades; cependant, elles ont, à nos yeux, l'inconvénient de n'agir que sur la portion inférieure de l'intestin et de ne pas stimuler suffisamment le duodenum et l'intestin grêle; il en résulte que ce moyen ne détermine guère d'évacuations bilieuses. En outre, il y a bon nombre de malades qui répugnent à l'emploi d'un moyen qu'ils ne connaissent pas, et dont l'application n'est pas toujours facile.

Nous avons soin de faire prendre, de temps à autre, un laxatif salin, pendant le traitement, et nous employons de préférence l'eau de Pullna à la dose de un à deux verres. Mais nous employons, plus souvent encore, le troisième moyen indiqué plus haut, en faisant mettre chaque matin, dans le premier verre d'eau minérale, une petite quantité de sulfate de soude (5-10 grammes), toutes les fois qu'on n'obtient pas une selle régulière chaque jour.

2°. *La médication déplétive*. — D'une application beaucoup plus rare que la précédente, la médication déplétive trouve, cependant, quelquefois sa place.

Il n'est pas très-rare que l'on soit obligé d'avoir recours, au début du traitement, à l'application de quelques sangsues à l'anus.

3°. *Médication hydrothérapique*. — L'hydrothérapie est rarement utilisée par nous, pendant le traitement à Vichy des coliques hépatiques, bien que nous en fassions un usage fréquent dans d'autres affections.

Dans la maladie qui nous occupe en ce moment, l'usage des bains nous semble préférable à l'emploi de l'eau froide : nous n'appliquons ce dernier moyen à la curation des coliques hépatiques que lorsque des indications spéciales contre-indiquent l'usage des bains.

4°. *L'administration du sulfate de quinine*. — Il existe un certain nombre de faits où le sulfate de quinine est un excellent moyen de curation des coliques hépatiques. L'efficacité de ce médicament a été signalée depuis longtemps, et nous y avons eu recours avec succès, dans quelques cas où les accès paraissaient se reproduire périodiquement. On devra également l'essayer lorsque les malades auront été placés sous l'influence de fièvres paludéennes. L'observation suivante nous semble fort intéressante à un double point de vue : l'efficacité du sulfate de quinine, d'une part ; et de l'autre, le type hebdomadaire si remarquable des accès.

Obs. XXVI. (Extrait.) Madame X***, âgée de 29 ans, m'est adressée le 12 juin 1862 par M. le docteur Bourdon.

Père goutteux, avec accès violents dans les orteils pendant très-longtemps. Il est venu souvent à Vichy pour de la dyspepsie. Tante paternelle atteinte d'asthme et de catarrhe ; un fils de cette tante a été atteint d'ictère, une sœur morte d'hydrocéphale aigu (sic) à 6 ans ; n'a pas d'autres frères ou sœurs ; un enfant en bonne santé.

Madame X*** s'est assez bien portée dans sa jeunesse. Pas d'épistaxis dans l'enfance. Deux grossesses, dont l'une s'est terminée par une fausse couche.

Toute sa vie, Madame X*** a souffert de migraines revenant de temps en temps, avec une grande violence, mais sans vomissements. Ces migraines ont cessé complétement depuis l'invasion des accidents hépatiques. Hémorrhoïdes fluant fréquemment. La malade a toujours éprouvé une certaine difficulté à respirer, lorsqu'elle se trouvait dans une chambre close ou dans un lieu où beaucoup de personnes se trouvaient réunies. Il existe, manifestement, chez elle une disposition hystérique qui n'a jamais été jusqu'à de véritables accès, mais qui s'accompagne d'une hypéresthésie remarquable de la peau.

Madame X*** a éprouvé, depuis assez longtemps déjà, des élancements douloureux dans les gros orteils. Elle était fréquemment obligée de se déchausser et de placer son pied sur le sol froid pour calmer ses douleurs. Les orteils ont grossi et le pied s'est déformé, les articulations phalangiennes des doigts ont également grossi, mais sans avoir été douloureuses.

Il y a eu, assez fréquemment, des douleurs de reins, et la malade s'est aperçue de la présence de sable rouge dans les urines.

Il y a deux ans, il est survenu un violent accès de colique hépatique suivi d'ictère. Cet accès avait été précédé de troubles digestifs peu importants ; il fut suivi de coliques hépatiques successives, moins douloureuses, à l'exception de la dernière qui date d'un mois et qui a été très-forte.

La malade est une femme délicate, frêle, très-maigre ; sa peau est d'une coloration ictérique intense, brune, et qui dure depuis 5 mois. La peau et la muqueuse nasale et pharyngienne sont le siége des démangeaisons très-vives qui déterminent parfois des éternuements incessants. Prurigo et coups d'ongle zébrant les bras et les jambes.

Le foie déborde largement les fausses côtes ; il est légèrement douloureux à la pression.

Pas d'appétit ; état nauséeux presque continuel ; rien à l'auscultation.

Les règles sont arrivées pendant le voyage, ce qui nous engage à remettre le traitement de un ou deux jours. Le 14 (samedi) je suis appelé pour un accès fébrile violent qui dure cinq heures et qui a débuté par du frisson et des accidents hystériformes. La malade m'affirme que, depuis longtemps, elle a un accès fébrile analogue tous les vendredis, ou le samedi au plus tard. A la suite de l'accès, le foie a été le siége de quelques douleurs qui ont augmenté le lendemain.

Le 17. Véritable colique hépatique qui font suspendre le traitement commencé. (Eau de l'Hôpital).

Le 19. Amélioration légère, la teinte ictérique tend à diminuer. Le 21 (samedi), violents frissons le soir, fièvre dans la nuit, douleurs hépatiques. Le 22, l'ictère a augmenté manifestement.

28 (samedi). Depuis le 22, des bains d'amidon ont calmé les démangeaisons et il y a un peu d'amélioration des digestions. Ce matin, au moment de se mettre au bain, la malade a été prise de frissons prolongés ; toute la journée il y a eu une chaleur très-vive ; le soir, sueurs abondantes ; pendant la nuit, douleurs hépatiques plus vives, et démangeaisons insupportables.

Le 1er juillet, accès hépatique avec surexcitation légère de la circulation, malaise, douleurs hépatiques, accidents hystériformes.

Le 2, sulfate de quinine 30 centigrammes, qui est continué les jours suivants.

Le 5 (samedi), véritable accès de coliques hépatiques d'une heure, dans le bain, sans mouvement fébrile, recrudescence de l'ictère.

Le 12 (samedi), le sulfate de quinine a été suspendu, accès de fièvre de quatre heures et beaucoup moins violent.

L'état de la malade est bien meilleur. Le sulfate de quinine repris, a empêché l'accès de cette semaine, cependant les démangeaisons qui avaient disparu complétement, se sont reproduites dans la nuit. Le 26 juillet, la malade quitte Vichy en bien meilleur état, et il n'y a plus eu d'accès fébrile depuis le 12. Cependant, il y a encore eu un peu de démangeaisons cette nuit. Le traitement a consisté en bains de Vichy amidonnés et en eau de l'Hôpital et de la Grande-Grille (de 2 à 4 verres). Le sulfate de quinine n'a pas été porté à plus de 50 centigrammes par jour.

En 1863, Madame X*** revint le 11 juin. Elle n'est plus reconnaissable. Il n'y a plus trace d'ictère, et la malade a engraissé d'une manière extraordinaire. Elle me raconte qu'à la suite de son voyage à Vichy, il est survenu une éruption de furoncles énormes sur tout le corps. Depuis l'année dernière elle n'a eu que trois accès très-violents de coliques hépatiques revenant tous les deux mois environ; à la suite de la première crise, il y a eu une recrudescence marquée de l'ictère et des démangeaisons; après la seconde, l'ictère a disparu complétement, pour reparaître, mais d'une façon très-passagère, après la troisième qui a eu lieu il y a deux mois environ. Depuis cette époque la malade va bien mieux. Quelque temps après son retour de Vichy, les accidents fébriles intermittents se sont reproduits, mais toujours en s'affaiblissant et ont disparu définitivement.

Toutes les fonctions s'accomplissent bien. Le foie déborde encore un peu les fausses côtes. Madame X*** me signale d'elle-même, des douleurs survenues dans les articulations des doigts qui se sont beaucoup déformés depuis l'année dernière ; la malade est obligée de prendre des gants plus larges que ceux qu'elle prenait auparavant.

Le 25, je revois la malade qui a été très-bien jusque-là. Hier, à la suite de son bain, elle a été prise de gonflement et de douleurs de pieds. Les jambes au niveau des chevilles et les pieds sont le siége d'une tuméfaction active et rouge. Madame X*** se désole en m'affirmant qu'elle a un accès de goutte. Je fais suspendre le traitement.

La malade partit quelques jours après et n'est plus revenue à Vichy. J'ai appris en 1866 qu'il n'y avait plus eu de coliques hépatiques.

En relisant cette observation, nous regrettons de n'y trouver aucun renseignement sur deux points fort intéressants ; l'existence d'une cause infectieuse, capable d'avoir développé des accidents paludéens, et une mention de l'état de la rate.

Cependant, si l'on songe à la rareté extrême, l'on peut même dire à l'existence très-douteuse des fièvres intermittentes proprement dites à type de 7 à 8 jours d'intervalle ; si d'un autre côté, on prend en considération la probabilité très-grande de l'existence des accidents fébriles liés à la présence de calculs biliaires dans les voies hépatiques, il est à peu près certain que les accidents observés chez la malade étaient dus uniquement à des calculs hépatiques. En effet, il est difficile d'admettre, dans le cas actuel, que l'accès fébrile fût déterminé par la formation du pus dans le tissu hépatique; la régularité du retour des accès étant en opposition complète avec cette hypothèse, que la terminaison favorable de la maladie suffirait pour faire rejeter.

Malheureusement, il faut le reconnaître, le sulfate de quinine n'agit pas toujours avec la même efficacité, et nous avons, cette année même (1869), perdu à Vichy, un vieillard atteint depuis longtemps d'un ictère, dû très-probablement à une oblitération des voies biliaires causée par un calcul ou par une atrophie des voies biliaires. Chez cet homme, des accès fébriles se renouvelaient très-fréquemment et sans la régularité de l'intermittence. Ces accès, qui avaient remplacé les coliques hépatiques, étaient marqués par un sentiment de froid très-pénible. Sous l'influence du sulfate de quinine, les accidents parurent s'améliorer, mais bientôt, ils se reproduisirent et le malade succomba après un séjour de six semaines à Vichy.

Nous avons dit que le praticien était appelé à donner son avis sur l'opportunité d'un retour à Vichy, et enfin, qu'il devait se prononcer sur le traitement à suivre loin de Vichy, surtout au point de vue de l'administration de l'eau minérale transportée. L'examen de ces deux points terminera notre tâche.

Est-il nécessaire de revenir, à Vichy, plusieurs fois pour obtenir la guérison des coliques hépatiques? — A cette question posée d'une manière générale, on peut répondre hardiment par l'affirmative. Les cas où les malades guérissent après une seule cure sont certainement exceptionnels; et, cette heureuse circonstance ne se produit guère que dans les cas légers, ou lorsque la maladie en est encore à son début. Le plus ordinairement, il n'y a qu'une amélioration notable après une première cure, et il est nécessaire que le malade vienne à Vichy deux, ou même trois fois, pour être complétement débarrassé. Enfin, on rencontre quelques cas où la maladie semble résister au traitement, et exige une série de plusieurs années avant de disparaître. M. le Dr Willemin a cité, dans son mémoire, quelques faits de cette espèce, et nous en avons nous-même rencontré plusieurs.

Parmi ces cas, en apparence réfractaires au traitement, il y en a un certain nombre où l'insuccès est dû au peu de docilité des malades. Il en est qui, la cure terminée, laissent de côté toute précaution et retombent dans les écarts hygiéniques auxquels la maladie doit en grande partie son origine. Il est évident, qu'en supposant même la maladie complétement guérie, les conditions qui l'ont produite ne cesseront pas d'agir pour cela, et que les mêmes causes pourront reproduire les mêmes effets.

Il y a un certain nombre de malades et de médecins, qui posent la question de l'utilité d'une seconde saison thermale, dans la même année. Cette pratique ne nous a jamais donné des résultats de nature à nous la faire conseiller, et nous préférons de beaucoup une cure complète, aussi prolongée qu'il est nécessaire, à deux saisons thermales ordinaires de vingt et un jours. — Lorsque les occupations des malades le leur permettent, nous conseillons au milieu de la cure thermale un repos de quatre à huit jours, utilisé pour un voyage en Auvergne, ou même à la seule condition de s'éloigner de Vichy.

L'air vif des montagnes dans le premier cas, et dans les deux hypothèses, la cessation complète du traitement (condition presque impossible à obtenir à Vichy), permettent d'insister plus longtemps sur les doses sérieuses d'eau minérale. — A moins de circonstances d'une gravité exceptionnelle, nous nous opposons à un double traitement pendant la même année.

Il faut également des conditions toutes spéciales pour que nous engagions les malades à venir à Vichy, avant l'ouverture officielle de la saison d'été (15 mai). A partir de ce moment jusqu'au 1er juillet, les conditions de séjour à Vichy nous paraissent pour les malades préférables à celles du mois de juillet, pendant lequel l'encombrement, la température excessive et la fréquence des orages rendent le traitement moins régulier et moins facile. Du 1er août au 15 septembre, on peut encore trouver, utilement, place pour une cure thermale.

Nous avons l'habitude d'indiquer aux malades les précautions hygiéniques à prendre après leur départ de Vichy à domicile, tout en replaçant le malade exclusivement sous la surveillance de son médecin ordinaire. Nous n'insisterons pas ici sur la première partie de ces prescriptions, dont les bases sont indiquées au commencement de ce chapitre. Disons un mot de l'eau de Vichy à prendre à domicile.

La première condition de succès, lorsqu'on boit l'eau

de Vichy loin des sources, c'est de s'en procurer qui soit dans de bonnes conditions de conservation, car il ne saurait être question des eaux de Vichy artificielles. De là, la nécessité de choisir les eaux les plus froides dont le transport altère moins les qualités, et d'avoir de l'eau puisée le plus récemment possible.

C'est à l'eau des Célestins (ancienne source), lorsqu'on peut se la procurer (1), et à l'eau d'Hauterive, qu'il faut donner la préférence; et encore cette dernière se conserve-t-elle peut-être un peu moins bien, en raison du fer qu'elle contient.

Quant aux eaux chaudes, telles que celles de la Grande-Grille, et surtout celles de la fontaine de l'Hôpital, dont l'usage à Paris est très-répandu, le transport et la conservation les altèrent très-rapidement.

Il ne saurait être question des sources ferrugineuses proprement dites (Lardy et Mesdames); la formation de sels de fer insolubles trouble ces eaux et les rend peu transportables. Les eaux de Saint-Yorre nous ont paru préférables et la modicité de leur prix les rend plus accessibles à toutes les bourses.

On peut se procurer de l'eau fraîchement puisée, dans les dépôts établis par la Compagnie fermière de l'établissement thermal de Vichy et chez les pharmaciens, dont le débit est considérable. Cependant beau-

---

(1) La découverte d'une nouvelle source dont l'eau très-abondante paraît être identique avec celle des Célestins et qui a été découverte dans le rocher, à quelques mètres de la source ancienne des Célestins, lève toute difficulté à cet égard. (Note de juin 1870).

coup de malades font venir de l'eau directement de Vichy. Nous devons signaler ici un écueil à éviter.

La quantité de 50 litres au-dessous de laquelle la Compagnie fermière n'accorde pas la gratuité de l'emballage, est beaucoup trop considérable pour être consommée rapidement, et il en résulte que l'on ne peut utiliser les dernières bouteilles, qu'à la condition de boire de l'eau trop anciennement puisée.

Nous conseillons donc, habituellement, à nos malades de faire venir l'eau minérale directement de Vichy, et seulement à l'époque où elle doit être consommée; de charger soit un pharmacien, soit leur maître d'hôtel de surveiller l'embouteillage, et de ne pas dépasser, pour chaque envoi, la quantité de vingt à vingt-cinq demi-bouteilles. En agissant ainsi, il est certain que l'eau revient à un prix un peu supérieur, mais on est sûr d'avoir de l'eau de Vichy aussi bonne que possible, lorsqu'elle est transportée.

Les sels naturels pour boisson, ne remplacent nullement l'eau naturelle de Vichy, et les sels pour bains n'ont aucun avantage sur le carbonate de soude du commerce, qui est beaucoup moins cher.

Lorsqu'on prescrit l'eau de Vichy à domicile, il faut tenir compte des différences énormes qui existent entre l'eau transportée et l'eau prise à la source, vivante, pour ainsi dire, et dont la température est exactement celle qui est nécessaire pour maintenir en dissolution les sels qu'elle contient. Cliniquement, il est certain que l'eau transportée est plus irritante pour l'estomac, et qu'elle est moins efficace. Il faut donc la boire en quantités plus faibles, sous peine de fatiguer l'estomac. Nous dépassons rarement la dose de 2 verres pris le matin à jeun. Cette dose nous paraît suffisante pour obtenir tout ce que l'on peut attendre, lorsqu'on la prend avant le repas du matin, c'est-à-dire avant que l'estomac ne soit plein de matières alimentaires.

Nous prescrivons, du reste, l'eau de Vichy, à domicile, de deux manières différentes, suivant la force des malades et la tolérance qu'ils présentent pour le médicament. Chez les uns, nous prescrivons entre les cures de Vichy deux ou trois petites saisons thermales de vingt à vingt-cinq jours de durée, — chez les autres, nous faisons prendre l'eau de Vichy pendant les dix premiers jours de chaque mois. — Pour les uns comme pour les autres, nous faisons reprendre l'usage de l'eau de Vichy, deux mois au moins, trois mois au plus, après la fin de la cure thermale. Dans l'un et l'autre cas, la dose de l'eau de Vichy ne doit jamais dépasser deux verrées par jour, prises une heure environ avant le repas du matin. Quelle que soit l'eau que le malade boive, elle ne doit pas être soumise au réchauffement artificiel. — Enfin, il est parfois utile de laisser échapper le gaz contenu dans l'eau avant de l'avaler.

A la prescription de l'eau en boisson, nous joignons le plus souvent, celle de bains alcalins fréquents. Il y a, du reste, avantage chez les individus atteints de coliques hépatiques à alcaliniser tous les bains.

En joignant à l'administration de l'eau de Vichy,

les précautions diététiques et hygiéniques appropriées à chaque cas individuel, on obtient entre les cures thermales une continuation d'action qui nous paraît extrêmement utile à la disparition d'une affection qui, pour être horriblement douloureuse, n'en est pas moins, de toutes les manifestations viscérales de l'arthritis, celle dont la guérison est la plus assurée.

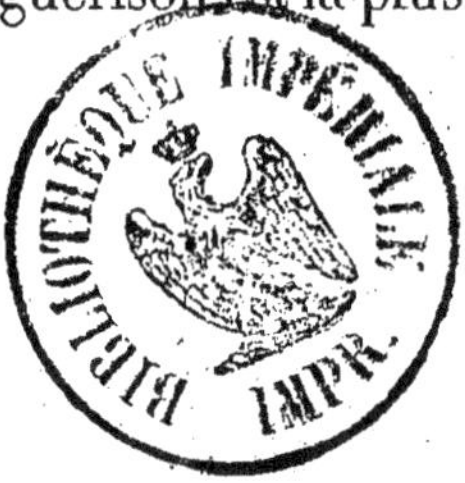

FIN.

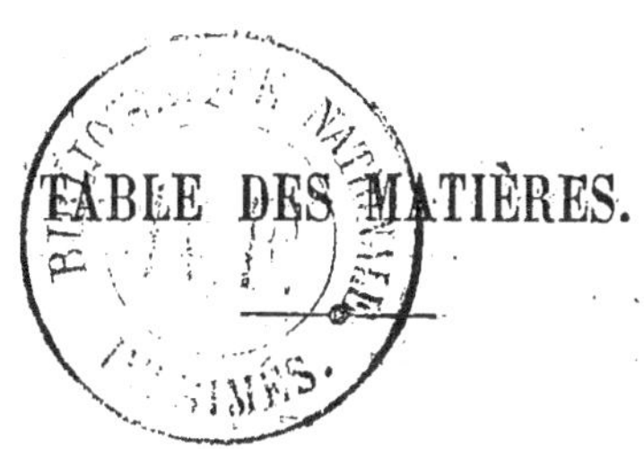

TABLE DES MATIÈRES.

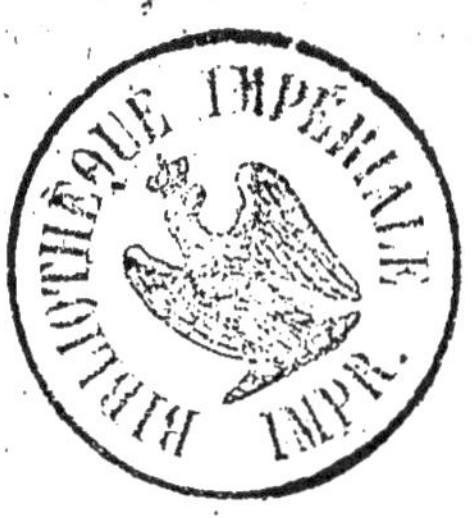

FIN DE LA TABLE DES MATIÈRES.

CLERMONT-FERRAND, TYP. FERDINAND THIBAUD.

ANGLADA. — **Études sur les maladies nouvelles et les maladies éteintes,** pour servir à l'histoire des évolutions séculaires de la pathologie, par Ch. Anglada, professeur de la Faculté de médecine de Montpellier. — Paris, 1869, 1 vol. in-8° de 700 pages. . . . . 8 fr.

BEALE. — **De l'Urine, des dépôts urinaires** et des calculs, de leur composition chimique, de leurs caractères physiologiques et pathologiques et des indications thérapeutiques qu'ils fournissent dans le traitement des maladies, par Lionel Beale. Traduit de l'anglais sur la seconde édition et annoté par Auguste Ollivier et G. Bergeron. — 1865, 1 vol. in-18, 540 pages avec 136 fig. 7 fr.

BERNARD (Claude). — **Leçons sur les propriétés physiologiques et les altérations pathologiques des liquides de l'organisme.** — Paris, 1859, 2 vol. in-8°, avec fig. . . . . 14 fr.

DAREMBERG (Ch.) — **Histoire des sciences médicales,** comprenant l'anatomie, la physiologie, la médecine, la chirurgie et les doctrines de pathologie générale, par Ch. Daremberg, professeur d'histoire de la médecine. — 1870, 2 vol. in-8°, ensemble de xxviii-1303 pages et figures dans le texte. . . . 20 fr.

DONNÉ. — **Hygiène des gens du monde,** par Al. Donné, docteur en médecine, recteur de l'Académie de Montpellier. — Paris, 1870, 1 vol. in-18 jésus de 540 pages. . . . . 4 fr.

FAUCONNEAU-DUFRESNE. — **De la bile et de ses maladies,** par le docteur Fauconneau-Dufresne. — Paris, 1847, in-4° de 400 pages. . . . . . 5 fr.

FRERICHS. — **Traité pratique des maladies du foie et des voies biliaires,** par F. Th. Frerichs, professeur de clinique médicale à l'Université de Berlin, traduit de l'allemand par les docteurs Dumenil et Pellagot, *Deuxième édition,* revue et corrigée, avec des additions nouvelles de l'auteur. — Paris, 1866, 1 vol. in-8° de xvi-896 pages avec 158 figures. . . . . 12 fr.

JEANNEL. — **Nouveau formulaire magistral et officinal,** par J. Jeannel, pharmacien en chef de l'hôpital Saint-Martin. — 1 volume in-18 de 1000 pages.

LORAIN. — **De l'Albuminurie,** par Paul Lorain. — Paris, 1860, in-8°, avec une planche. . . . . 2 fr. 50

— **Études de médecine clinique,** faites avec l'aide de la méthode graphique et des appareils enregistreurs. Le pouls, les variations et ses formes diverses dans les maladies. — 1870, 2 vol. grand in-8° raisin, avec 488 planches graphiques intercalées dans le texte. . . . . 10 fr.

RAMIREZ (Lino). — **Du traitement des abcès du foie.** Observations recueillies à Mexico et en Espagne. — Paris, 1867, grand in-8° de 92 p. . 2 fr. 50

ROBIN (Ch.) — **Leçons sur les humeurs** normales et morbides du corps de l'homme, professées à la Faculté de médecine de Paris. — Paris, 1867, 1 vol. in-8° de lxviii-848 pages, avec 24 figures. . . . . 14 fr.

WOILLEZ. — **Dictionnaire de diagnostic médical,** comprenant le diagnostic raisonné de chaque maladie, leurs signes, les méthodes d'exploration et l'étude du diagnostic par organe et par région, par E. J. Woillez, médecin des hôpitaux de Paris. — *Deuxième édition,* Paris, 1870, in-8° de 1114 pages, avec 310 figures, présentant l'exposé des travaux les plus récents. . . . . 16 fr.

Clemont, typ. Ferd. Thibaud.